中公文庫

養　生　訓

貝原益軒
松田道雄訳

中央公論新社

目次

養生訓

凡例

一、本書は、『益軒全集』第三巻の現代語訳である。訳出にあたって、有朋堂文庫『益軒十訓』下、岩波文庫『養生訓・和俗童子訓』などを参照した。

一、本文中の小見出しは、便宜上訳者が付した。

一、訳注は（ ）に入れた。

一、訳者の医学的注は〔 〕に入れた。

一、旧暦による記述はそのままにしておいた。

巻一

総論　上

人のからだは

人間のからだは父母をもとにし、天地をはじまりとしたものである。天地・父母の恵みを受けて生まれ、また養われた自分のからだであるから、自分だけの所有物ではない。天地からいただいたもの、父母の残して下さったからだであるから、慎んでよく養って、痛めないようにして、天寿を長く保つべきである。これが天地・父母に仕える孝の本である。からだがなくなっては、仕えるわけにいかぬ。自分のからだに備わっているものは、小さな皮膚や髪の毛でさえ、父母から受けたものだから、むやみに痛めるのは不孝である。まして大きな生命を、自分ひとりのものと思って、慎まず、思うままに飲食・色欲《しきよく》にふけって、元気をそこない、病を求め、もって生まれた天寿をちぢめて、早く生命を失うことは、天地・父母への最大の不孝で、愚かなことだ。人間としてこの世に生まれてきたら、もっぱら父母・天地に孝をつくし、人倫の道を行ない義理にしたがって、出来ることなら幸福になり、長生きして喜び楽しむことが、誰も願うところでないか。こうなろうと思ったら、まずさきにいった道を考え、養生の術を学んで健康を保つことである。これが人生でいちばん大事なことである。人間のからだはこの上なく貴重で、全世界にもかえられないものではないか。それなのに養生の術を知らないで、欲にふけって身を滅ぼし命を失うのは、これ以上愚かなことはない。身命と私欲とどちらが大事かよく考えて、毎日の生活を慎み、私欲の危険を、深淵にのぞみ、薄氷をふむように恐れるならば、長生きし、いつまでも禍《わざわい》をまぬがれるだろう。人生、楽しまないでいいことか。命が短くては全世界の富を得ても仕方がない。財産を山のように積んでも役にたたない。それだから道にしたがって、身体を大事にして長生きをするほど大なる幸福はない。そのため『尚書《しょうしょ》』では長生きを五福の第一としている。長生きは、すべての幸福の根本である。

養生の術を

何事でも、勤めてやまないなら、かならず効果がある。たとえば春に種をまいて夏によく養分をやれば秋の収穫が多いようなものだ。もし養生の術を勤めて学んでながく実行すれば、その効果として丈夫になり病気にならず、天寿を保ち長生きして、ながく楽しむことは定まっていよう。この道理を疑ってはならない。

養生とは

庭に草木を植えて愛する人は、朝晩心にかけて、水をやったり、土をかぶせたり、肥料をかけたり、虫をとったりして、よく養い、その成長を喜び、しおれるのを悲しむ。だが草木はごく軽いものだ。自分のからだは至って重い。どうして自分のからだを草木ほどにも愛さないでいいことか。ものを考えないにもほどがある。養生の術を知って実行するのは、天地・父母に仕えて孝をつくし、つぎには自分の長生きと安楽のためだから、いそいでしなくてもよいことはさしおいて、若い時からはやく養生の術を学ぶことである。身を慎み、生命を大事にするのは、人間最大の義務である。

内欲と外邪と

養生の術は、まず自分のからだをそこなう物を遠ざけることである。からだをそこなう物は、内欲と外邪とである。内欲というのは、飲食の欲、好色の欲、眠りの欲、しゃべりまくりたい欲と、喜・怒・憂・思・悲・恐・驚の七情の欲のこと。外邪とは天の四気である。風・寒・暑・湿のことである。内欲をこらえて少なくし、外邪を恐れて防ぐのである。こうすれば元気をそこなわず、病気にならず天寿を保つだろう。

内欲をこらえる

およそ養生の道は、内欲をがまんするのを根本とする。この根本をしっかりやれば、元気が強くなって外邪もおかしてこない。元気が弱いと外邪に負けやすくなり、大病となって天寿を保てない。内欲をがまんするのに大事なのは、飲食を適量にして飲み過ぎ食い過ぎをしないことだ。脾《ひ》胃《い》をきずつけ〔むかしは脾臓が直接消化に関係があると誤って信じられていた〕病気をおこすものは食べない。色欲を慎んで精力を惜しみ、寝るべきでない時に寝ない。長時間眠ることを戒め、楽だからといって長く坐っていないで時々からだを動かし、気の循環をよくしなければいけない。ことに食後には、かならず数百歩あるくことである。もし長いあいだ楽な姿勢で坐っていたり、また食後にじっとしていたり、午睡をしたり、食べたものがまだ消化していないのに早く床にはいって眠ってしまったりすると、からだの中に停滞がおこって病気になり、いつまでもくりかえしていると、元気ができてこないで弱くなる。ふだんから元気をへらすことを惜しんで、言語を少なくし、七情をほどほどにするがよい。七情のなかでも、とりわけ怒り・悲しみ・憂い・思いを少なくすることである。欲を抑え、心を平らかにし、気を和《やわ》らかにして荒くせず、静かにしてさわがせず、心はつねに和楽でなければならぬ。憂い苦しんではならぬ。これみな内欲をがまんして元気を養う道である。また風・寒・暑・湿の外邪を防いでまけないようにする。これら内外のいろいろの用心は養生の大事な項目である。これをよく用心して守らなければならぬ。

天寿は長い

すべての人間の生まれつきの天寿は、たいていは長いものである。天寿の短く生まれついた人間はまれである。生まれつき元気盛んでからだの強い人間も、養生の術を知らず、朝夕に元気をそこね、日夜精力をへらして、生まれつきの年を保てないで早死にするのが世間に多い。また生まれつきたいへん虚弱で多病だが、多病のために慎み畏《おそ》れて保養をするので、かえって長生きするものが世の中にはある。この二つは世間で実際によく見られるところだから、疑ってはならない。欲にふけってからだをなくしてしまうのは、たとえば刀で自殺するようなものだ。早いのとおそいのとの違いはあるが、自分で自分をそこなうのはおなじだ。

命は我にあり

「人の命は我にあり、天にあらず」と老子はいった。人間の生命はもちろん天からもらった生まれつきのものだが、養生をよくすれば長いし、養生しなければ短い。だから長命か短命かは自分の心次第である。からだが強く長命に生まれついた人間も養生の術がなければ早死にする。虚弱で生命が短いだろうと見える人も、保養をよくすれば生命は長い。これはみな人間のすることなのだから、「天にあらず」と老子はいったのだ。顔《がん》回《かい》（春秋時代、魯の賢人、孔子の高弟）のように、天寿が短く生まれついた人は別だが、そうでなければ自分の養生の力で長生きする道理である。たとえば、炭火を灰に埋めて火鉢のなかに養うとながく消えない。風の吹く所にそのまま出しておけばたちまちなくなってしまう。みかんを露出しておけば、年内ももたぬが、ふかくしまってよく養うと夏までもつようなものである。

外物のたすけ

人間の元気は、もともと天地の万物を生む気である。これが人間のからだの根本である。この気がなければ人間など生まれない。生まれてからあとは、飲食・衣服・住居などの外物のたすけで元気が養われて生命を保つ。飲食・衣服・住居の類もまた天地の生んだものである。生まれるのも養われるのも、みな天地・父母の恩である。外物を使って元気の養分とする飲食などを、軽少に用いて度を過ごさなければ、生まれつきの内の元気を養って、生命が長く保たれ天寿を全うする。もし外物の養分をとりすぎると、内の元気が外の養分に負けて病気になる。病気がおもくなって元気がつきると死ぬ。たとえば、草木に水と肥料との養分をすごすと、かじけて枯れてしまうようなものである。だから人間は、ただ心の内の楽を求めて飲食などの外の養分を軽くしたほうがよい。外の養分が重くなると内の元気がそこなわれる。

心気を養うには

養生の術はまず心気を養うがよい。心を和《やわ》らかにし、気を平らかにし、怒りと欲とを抑え、憂《うれ》いと思いを少なくし、心を苦しめず、気をそこなわずというのが、心気を養う要領である。また寝ることを好んではいけない。ながく眠っていると、気が停滞して循環しない。飲んだり食べたりしたものがまだ消化していないのに、早く床にはいって眠ると、食気がふさがってたいへん元気をそこなう。用心しなければならない。酒はほろ酔いがよく、たけなわになるなかばでとめる。食は飽食のなかばにとどめ、腹いっぱいにしてはならぬ。酒食ともに限度を定めて、節度をこえてはいけない。また若い時から色欲を慎んで、精気を惜しまないといけない。精気を多く使うと、下のほうの気が弱って元気の根本が絶えて、きっと命が短くなる。もし飲食・色欲の慎みがないと、毎日補いの薬をのんでも、朝夕に食を補っても、役にたたないだろう。また風・寒・暑・湿の外邪を畏《おそ》れ防いで、立ち居ふるまいに節度をもうけて慎み、食後には歩行してからだを動かし、時どき導引（関節の屈伸、皮膚の摩擦などをする道家の健康法）をやって、腰や腹をなでさすり、手足をうごかし、運動をして血気を循環させ、飲食を消化させるのがよい。ひと所にながく坐っていてはいけない。これみな養生の大事なところである。養生の道は病気のない時に用心することにある。病気がおこってから薬を使ったり、鍼《しん》灸《きゅう》で病気を攻めたてるのは養生の末である。根本のことに努力しなければならぬ。

欲をすてて忍を守る

耳が音を聞き、目がものを見、口が飲み食いし、からだが色を好むのは、人間のからだの各部が好きな欲をもっているからである。これを嗜欲《しよく》という。嗜欲とは好きな欲のことである。欲とはむさぼることである。飲食・色欲などをがまんしないで、むさぼって好きかってなことをすると、限度をこえて、からだをそこない礼儀にそむくものである。すべての悪はみな欲を好きかってにすることからおこる。耳・目・口・からだの欲をがまんして好きかってにしないのが欲にかつ道である。いろいろの善は、みな欲をがまんして好きかってにしないことからおこる。だからがまんするのと好きかってにするのとは、善と悪とのおこるもとである。だから養生をしようとする人は、つねに意識して、好きかってなことをせず、欲をがまんするのが大事である。恣という一字を捨てて、忍という一字を守ることである。

外邪を防ぐ

風・寒・暑・湿は外邪である。これにあたって病気になり死ぬのは天命である。それは聖人・賢者でものがれられない。だが内気を充実させて、よく用心して予防すれば、外邪のおかしてくるのもまたまれである。飲食・色欲によって病気がおこるのは、まったく自分の過ちからでるものである。これは天命でなく自分が悪いのだ。万事、天からおこることはどうしようもない。自分からおこることは何とかなるものである。風・寒・暑・湿の外邪を予防しないのは怠慢である。飲食・好色の内欲をがまんしないのは過失である。怠慢と過失とはみな用心しないからおこる。

畏れること

健康を保って養生するのに、ただ一字大切なことがある。これを実行すると長生きして病気をしない。親には孝になり、君には忠になり、家を保ち身を保つ。何をやっても間違わない。その一字とは何か。それは畏という字である。畏れることは身を守る心法である。ことごとに注意して気の動くままにせず、過失のないようにし、いつも天道を畏れ、慎んでしたがい、人欲を畏れて、慎んでがまんすることである。私がこういうのは、畏れるということは、慎みに向かう出発点だからである。畏れると慎みが生まれる。畏れないと慎みがない。だから朱子《しゅし》も晩年に、敬の字を説明して、敬は畏という字に近いといっている。

元気をそこなう

養生の害になるものが二つある。一つは元気をへらすことで、第二が元気をとどこおらせることである。飲食・色欲・運動が過ぎると元気はやぶれてへる。飲食・安逸・睡眠を過ごすと、とどこおってふさがってしまう。へるのもとどこおるのも、みな元気をそこなうものである。

心を安らかに

心はからだの主人である。この主人を静かに安らかにさせておかねばならぬ。からだは心の下僕である。動かしてはたらかさねばならぬ。心が安らかで静かだと、からだの主人たる天君はゆたかで、苦しみなく楽しむ。からだが動いてはたらけば飲食したものはとどこおらず、血気はよく循環して病気にならない。

薬と鍼灸と

およそ薬と鍼灸を使うのは、やむをえない下策である。飲食・色欲を慎み、寝る時刻、起きる時刻を定め、養生をよくすれば病気はないものだ。腹の中がつかえて、食欲のすすまない人も、朝夕に歩いてからだをはたらかせ、坐りつづけや寝つづけをしないようにすれば、薬や鍼灸を用いなくても、腹の中のつかえる心配はない。これが上策というものだ。薬はみな気をかたよらすものである。人参《にんじん》・黄芪《おうぎ》・白朮《びゃくじゅつ》・甘草《かんぞう》＊1のようなよい薬でも、その病気に合わなかったら害がある。まして、中級品や下級品の薬は、元気をそこなって他の病気をおこす。鍼《はり》は余分の気を除くが、足りない気を補うことはできない。病気に合わないと元気をへらしてしまう。灸もその病気に合わないのにむやみにやると、元気をへらし気をのぼすものだ。薬と鍼灸とに利害さまざまあることはこんなものである。やむをえない時でないと鍼・灸・薬は使ってはいけない。もっぱら養生法をたよりとすべきだ。

＊1　いずれも漢方薬の主要な薬種である。人参は、朝鮮人参のことで、うこぎ科の多年生植物。黄芪は、まめ科の植物、根を薬用とする。白朮は、きく科の植物でおけらともいう。甘草は、まめ科の植物。

いにしえの君子は

いにしえの君子は、礼儀・音楽を好んで行ない、射弓と乗馬を学び、力をはたらかせ、詠歌・舞踊をして血脈を養い、嗜欲を制限し、心気を安定させ外邪を用心して予防した。いつもこうしていれば、鍼・灸・薬を使わなくても病気はしない。これは君子のやっていることで、根本のことに勤める法で、上策である。よく病気をするのはみな養生の術がないことからおこる。病気になって薬をのみ、いたい鍼や熱い灸をして、父母からうけたからだにきずをつけ、火をつけて熱痛をがまんして身を責め、病気をなおすのは、末の末のことで、下策である。たとえば国を治めるのに、徳をもってすれば人民は自然に服従して乱はおこらない。攻めて討伐したりする必要はない。また保養をしないで、ただ薬と鍼灸を使って病気を攻めるのは、ちょうど国を治めるのに徳を使わないで、下のものを治める道がなく、臣民が恨みそむいて乱をおこすのを鎮《しず》めようとして、軍隊を使って戦うようなものだ。百度戦って百度勝っても、尊敬するにあたらぬ。養生をよくしないで、薬と鍼灸とをあてにして病気をなおすのもこれとおなじだ。

からだを動かす

からだを日々すこしずつはたらかせることだ。ながく楽な姿勢で坐っていてはいけない。毎日、食後にはかならず庭のなかを数百歩しずかに歩くがよい。雨の日は部屋のなかを何度もゆっくり歩くがよい。こうやって毎日朝晩運動すれば、鍼灸を使わないでも、飲食や気血のとどこおりがなく、病気にならない。鍼や灸をしてひどい熱や痛みの苦しみをがまんするよりも、いまいったようにしていれば、痛い思いをしないで安楽である。

人の寿命は

人間のからだは百年を期限とする。上寿というのは百歳、中寿というのは八十歳、下《か》寿《じゅ》というのは六十歳である。六十以上は長生きである。世間の人をみると、下寿を保つ人は少なく、五十以下の短命の人が多い。「人生七十古来まれなり」というのはうそでない。長命する人は少ない。五十になっていれば不夭《ふよう》といって、若死にではない。人の命はどうしてこんなに短いのか。これみな養生の術がないからである。短命なのは生まれつき短いのではない。十人のうち九人は、みな自分で損じているのである。それだから人みな養生の術がなくてはならぬ。

人生は五十

人生は五十にならないと、血気がまだ安定しないで、知恵もまだ開けない。古今にうとく、社会の変化になれていない。言うことに間違いが多く、行ないに悔いを残すことが多い。人生の道理も楽しみも知らない。五十にならないで死ぬのを夭《よう》という。これもまた不幸短命といわねばならぬ。長生きすれば、楽しみ多く益が多い。日々いままで知らなかったことを知り、月々いままでできなかったことができるようになる。だから学問が進んだり、知識が開けたりするのは、長生きしないとできない。こういうわけだから、養生の術を行なって、何とでもして年を保って五十歳をこえ、できればもっと長生きし、六十以上の寿の世界に入っていくことだ。昔の人は長生きの術があるといっていた。「人の命は我にあり、天にあらず」ともいったから、この術をやろうとふかく決心すれば、長生きは人の力でどうにもできるわけである。疑ってはならぬ。ただ、気があらく、欲をほしいままにしてがまんせず、慎みのない人は、長生きすることができない。

内敵と外敵と

およそ人間のからだは、弱くもろくはかない。風前の灯火の消えやすいようなものだ。あぶないことだ。いつも慎んでからだを大事にしたい。まして内外からからだを攻める敵が多いのだから、気をつけねばならぬ。まず飲食の欲、好色の欲、睡眠の欲、または怒・悲・憂をもってからだを攻めてくる。これらはみな自分のからだの内からおこって攻めてくる欲だから内敵である。なかでも飲食・好色は内欲から外敵を引きいれてくる。もっとも恐るべきものだ。風・寒・暑・湿はからだの外から入ってきて私たちを攻めるものだから外敵である。人間のからだは金石ではない。こわれやすい。ましてこんなに内外に敵を受けるのだから、内の慎みと外に対する防禦がなくては、多くの敵に勝てない。まことにあぶない。これだから人々は長命を保てないのだ。用心をきびしくして、いつも内外の敵を防ぐ計画がなくてはならぬ。敵に勝たないと、きっと攻めほろぼされてからだをなくしてしまう。内外の敵に勝ってからだを保てるのも、その術を知ってよく防ぐからだ。生まれつき気が強くても、術を知らないとからだを守れない。ちょうど、武将で勇気があっても、知恵がなくて兵法を知らないと敵に勝てないようなものだ。内敵に勝つには、心を強くして忍の字を用いることだ。忍というのはがまんすることである。飲食・好色などの欲は、心を強くしてがまんし、気ままをしないことである。心が弱くては内欲に勝てない。内欲に勝つのは猛将が敵をとりひしぐようにすることだ。これが内敵に勝つ兵法である。外敵に勝つには、畏の字を用いて早く防ぐことだ。たとえていうと、城に立てこもって四面に敵をうけて、ゆだんなく敵を防ぎ、かたく城を守るようにすべきだ。風・寒・暑・湿にあったら、畏れて早く防いで遠ざけねばならぬ。このときは忍の字を使わない。外敵をがまんしてながく立ちむかってはいけない。古い言葉に「風を防ぐこと、矢を防ぐが如くす」とある。四気のうち風・寒はもっとも畏るべきである。ながく風と寒とにあたってはいけない。およそこれが外敵を防ぐ兵法である。内敵に勝つには、勇敢に強く勝つがよい。外敵を防ぐには、畏れて早く退却するがよい。勇敢なのはよくない。

元気の保存は

養生の道は元気を保存するのが根本である。元気を保存する道に二つある。まず元気を害するものをとり去る。もう一つは元気を養うことである。元気を害するものは内欲と外邪とである。元気を害するものをとり去ってしまったら、飲食・立ち居振舞いに用心して、元気を養うことである。ちょうど田を作るようなものである。まず苗を害する雑草をとり去って後、苗に水をそそいで肥料をやって養う。養生もこれとおなじである。

まず害をとり去って後、よく養うことである。たとえば悪をとり去って善を行なうようなことにするのである。気をそこなうことなく、養うことを多くする。これが養生の大事な点である。努力して実行するがいい。

人間三つの楽しみ

およそ人間には三つの楽しみがある。第一は道を行なって、自分に間違いがなく、善を楽しむことである。第二に自分のからだに病気がなく気持よく楽しむことである。第三は長生きしてながく楽しむことである。富貴《ふうき》であっても、この三つの楽しみがないとほんとうの楽しみはない。だから富貴はこの三楽に入らない。もし心に善を楽しまず、また養生の道を知らないで、からだに病気が多くて、最後に早死にする人は、この三楽を得られない。人間であるからには、この三楽を手に入れる計画がなくてはならない。この三楽がなかったら、最高に富貴であっても何もならない。

人の命は

天地の年齢は邵堯夫《しょうぎょうふ》（邵雍《しょうよう》、北宋の学者）の説によると一二万九六〇〇年を一元といい、いまの世はもう半分を過ぎたそうである。まえに六万年あり、あとに六万年ある。人は万物の霊である。天地人をいっしょにして三才というが、人の命は百年にも及ばない。天地の命の長いのに比べると、千分の一にも足りない。天は長く地は久しいのに、人の命がなぜこう短いのかと思うと、身にしみる悲しみに涙がこぼれてくる。こんな短い命を持ちながら、養生の道を行なわないで、短い天寿をいよいよ短くするのは何としたことか。人の命は至って重い。道にそむいて短くしてはならぬ。

怠けないこと

養生の術は、努力すべきことをよく努力して、からだを動かし、気を循環させるのをよしとする。努力すべきことを努力しないで寝ることを好み、からだを休め、怠けて動かないのは、養生にたいへん悪い。ながく楽な姿勢で坐り、からだを動かさないと、元気が循環しないで、食気がとどこおって病気になる。とくに寝ることが好きで、眠りが多いのはいけない。食後にはかならず、数百歩あるいて気を循環させ、食べたものを消化させることだ。横になって眠ってはいけない。父母に仕えて力をつくし、君主に仕えて忠実に勤め、朝は早く起き、夜はおそく寝て、四民ともに自分の家事をよく勤めてなまけてはならぬ。武士たるものは、幼時から書を読み、手習をし、礼楽を学び、弓を射、馬にのり、武芸を習ってからだを動かすべきである。農・工・商は、おのおのその家業をなまけないで、朝から晩まで努力すべきである。婦女は家のなかにいて、気がとどこおりやすく、病気にかかりやすいから、仕事に身を入れてからだをはたらかせるがよい。富貴の家に生まれた娘も、親・舅姑・夫によく仕えて世話をし、織り、縫い、糸をつむぎ、食物をよく調理するのを職分とし、子どもをよく育て、いつもじっと坐っていてはいけない。口にするのももったいない天照皇大神も、自分で神の服を織られたし、その御妹の稚日女尊《わかひるめのみこと》も、斎機殿《いみはたどの》におられて、神の服を織られたことが『日本書紀』にも書いてあるから、いまの婦女も、みなこういう女の仕事に努めるべきだ。四民ともに家業によく勤めるのは、みなこれ養生の道である。努めるべきことを努めず、長いあいだ楽な姿勢で坐り、横になって眠りたがるのは、養生に大いに害がある。こういうことになると病気が多く短命である。警戒しなければならない。

養生の術を学ぶ

人間にはいろいろわざがある。わざをみがく道を術という。すべてのわざには、習熟すべき術がある。その術を知らないと、そのことができない。そのうち至って小さいいやしい芸能も皆その術を学ばないで、そのわざを習わないと、そのことができない。たとえば蓑《みの》を作ったり、傘をはったりするのは、至極たやすくいやしいわざではあるが、それでもその術を習わないと作れない。まして人間のからだは天地と合わせて三才というが、こんなに貴重なからだを養い、命を保って長生きするのは、たいへん大事なことである。その術がなくてはならぬ。その術を学ばないで、その事を習わないで、どうして養生と長生きができよう。そのくせ、いやしい小芸にはかならず師を求めて、教えてもらって、その術を習う。なぜなら才能があっても、その術を学ばないではできないからである。人のからだは至って貴く、これを養生して保つのは至極大事な術なのに、師もなく、教えもなく、学びもしなければ、習いもしない。養生の術を知らないで、自分の心の欲に任せていては、どうして養生の道を身につけて、生まれつきの天寿を保てよう。だから養生をして、長生きしようと思ったら、その術を習わないといけない。養生の術というものは、ひとかどの大道で、小芸ではない。心にかけてその術を勉強しなければ、その道に達しない。その術を知っている人から習得できれば、千金にもかえられない。天地・父母からうけたたいへん大切なからだをもっていて、これを保全する道を知らないで、かってに身をもちくずして大病をうけ、からだをなくし早死にするのは、何と愚かなことだろう。天地・父母に対して大不孝というべきだ。病気をせず長生きしてこそ、人間としての楽しみが多いといえよう。病気ばかりして命が短いと、大富貴をきわめたところでなんにもならない。貧賤《ひんせん》で長生きするのにおとっている。私の郷里の青年をみると、養生の術を知らないで放蕩して短命な人が多い。また私のいる村の老人を多くみると、養生の道を知らずに多病に苦しみ、元気衰え、早く耄碌《もうろく》してしまう。こんなことではたとえ百年生きても、楽しみがなく苦しみが多いだけだ。長生きも役にたたぬ。ただ生きてさえいればいいと思うのでは寿ともいえない。

養生のひまがない

こういう異論もある。養生の術などというものは、隠居した老人や、また若くても社会からはなれてのんきにぶらぶらしている人にはいいかもしれないが、武士として主君や親に仕えて忠孝に勤め、武芸を習ってからだを動かしているものや、農・工・商にたずさわって昼夜家の業に努力して時間がなく、からだにひまのないものには、養生などできないだろう。こういう人が、養生の術ばかりしていては、からだがふやけて、そのわざがのろくなって役にたたない、というのである。これは養生の術を知らない人の疑問で、無理もない。養生の術はのんきでぶらぶらしているだけがよいというのではない。心を静かにし、からだを動かすのがよいというのだ。からだをのんきにさせるのは、かえって元気が停滞して病気になる。ちょうど流れている水がくさらず、戸の回転軸のところがくさらないのとおなじだ。動くものは長もちし、動かないものはかえって命が短いということである。これだから士・農・工・商とも仕事に努力するがよい。安逸であってはいけない。これが養生の術というものである。

常と変と

またこういう疑問もある。養生の好きな人は、自分のからだを大事にするばかりで、命さえあればよいと思っている。しかし、君子は義を尊重する。だから義にあたっては身命も惜しまない。義のためには、危険をかえりみず命をささげ、危難に直面しても節操のために死ぬ。もし自分のからだだけを大切にするばかりで、ちっぽけな毛髪や皮膚さえ傷つけないようにしていては、大事なところで命を惜しんで、義を失うだろうという。それに答えて言いたい。およそ事には常と変とがある。常のときは常を行ない、変にあたれば変を行なえばよい。その時その時で義にしたがえばよい。無事の時、からだを大事にし命を保つのは、常に対応する道である。大事なところで命をすててかえりみないのは、変に対応する義である。常に対応する道と、変に対応する義とがおなじでないことをわきまえていれば、こういう疑問はおこらぬだろう。君子の道は時宜にかない、事変にしたがうのをよしとする。たとえば夏はひとえものを着、冬はかさね着をするようなものだ。いつもおなじだとし、いつもおなじやり方をしようと思ってはいけない。ことに常のときにからだを養って丈夫にしておかないと、大事なところで頑強にたたかって命を捨てることが、からだが弱くてはできない。常のときによく気を養っておけば、変にあたって勇気がだせるだろう。

睡眠の欲

むかしの人は三欲をがまんするようにといっている。三欲とは、飲食の欲、好色の欲、睡眠の欲である。飲食を制限し、色欲を慎み、睡眠を少なくするのは、みな欲をこらえることである。飲食と色欲を慎むことは、人は知っている。ただ睡眠の欲をこらえて、寝るのを少なくするのが養生の道であることは知らない人がいる。睡眠を少なくすると病気をしないようになるのは、元気が循環しやすいからである。睡眠が多いと、元気が循環しないで病気になる。夜おそくなって床に入って寝るのはいい。昼間に寝るのはもっとも害がある。日が暮れてはやく寝ると食気が停滞して害がある。ことに朝夕に飲食がまだ消化せず、その気がまだ循環しないうちに早く寝ると、飲食が停滞して元気をそこなうものだ。昔の人が、睡欲を飲食・色欲にならべて三欲とするのはもっともなことだ。なまけて睡眠を好むとくせになって、睡眠が多くなり、こらえられなくなる。睡眠のこらえられないこともまた、飲食・色欲とおなじである。最初はしっかりこらえないと防げない。睡眠を少なくしようと努力して、習慣になると自然に睡眠が少なくなる。睡眠を少なくする習慣をつけることである。

口を慎む

口をきくのを慎んで、無用の言葉をはぶいて口数を少なくすることだ。たくさん口をきくと、かならず気がへり、また気がのぼりもするので、ひどく元気を傷つける。口をきくのを慎むのも、また徳を養い、からだを養う道である。

少しの辛抱

古い言葉に「莫大の禍《わざわい》は、須臾《しゅゆ》の忍ばざるに起こる」とある。須臾とはちょっとの間のことである。大きな禍は、ちょっとの間、欲をこらえないからおこるのだ。酒食・色欲など、ちょっとの間、少しの欲をこらえないため大病となり、一生の不幸となる。盃いっぱいの酒、椀半分の食をこらえないために病気になることがある。欲望は少ししかみたせないが、そのため傷つくことは大きい。蛍火ほどの火が家についても、さかんに燃えて大きな禍になるようなものだ。古い言葉に「犯す時は微にして秋毫《しゅうごう》（秋に生えかわったやわらかく細い獣毛）の如し、病をなしては重きこと、泰山《たいざん》の如し」とある。まことにうまくいったものだ。およそ小さなことが大きい不幸になることが多い。小さい過失から大きい不幸になるのは、病気のきまりである。警戒しないといけない。いつも右の古い言葉二つを心にかけて忘れてはならない。

長生きは養生から

養生の道にしたがわないと、生まれつき強く若く元気のいい人も天寿を全うしないで早死にするのが多い。これは天が下した禍でなく、自分がまねいた禍である。天寿とはいえない。強い人は強いのに自信をもって用心しないから、弱い人よりかえって若死にする。またからだの元気が弱く、飲食少なく、いつも病気をして短命だろうと思われる人が、かえって長生きするのが多い。これは弱いのを畏れて用心するからである。だから命が長いか短いかは、からだが強いか弱いかに関係がない。用心するかしないかによる。白楽天《はくらくてん》の言葉に「福と禍とは、慎むと慎まざるにあり」といったのがあるが、それと同じだ。

無病長生は求められる

世間には財産・地位・収入をひどくほしがって、人にへつらったり神仏に祈ったりする人が多い。だがその効果はない。無病長生を求めて養生を慎み、健康を保とうとする人はめったにない。財産・地位・収入は外にあるものだ。求めたところで天命がなかったら手に入らない。無病長生は自分のからだのなかのことだ。求めれば手に入りやすい。手に入りにくいものを求めて、手に入りやすいことを求めないのはどうしたことか。愚かなことだ。たとえ財産・収入が手に入っても、多病短命だったら何にもならない。

気血のとどこおらぬよう

陰陽の気というものが天にあって、流動してとどこおらないから春夏秋冬がうまくいき、万物の生成がうまくいくのだ。陰陽の気がかたよってとどこおると、流動の道がふさがって冬が暖かで夏が寒くなったり、大雨・大風などの異変があったりして、凶作や災害をおこす。人のからだでもまたそうだ。気血がよく流動してとどこおりがないと、気が強くなり病気にならない。気血が流動しないと病気になる。その気が上のほうにとどこおると、頭痛やめまいになり、中ほどにとどこおると心臓や腹の痛みとなり、腹がはり、下のほうにとどこおると、腰痛《ようつう》・脚気《かっけ》となり、淋疝《りんせん》（排尿病）・痔漏《じろう》（肛門周辺の疾患）となる。このためよく養生しようとする人は、できるだけ元気のとどこおらぬようにすることである。

心のなかの主人

養生を志す人は、いつも心のなかに主人がなくてはならぬ。主人があると、思慮をして是非をみわけ、怒りを抑え、欲を防いで間違いが少ない。心に主人がないと思慮がなく、怒りと欲とをこらえないで、好きかってなことをして間違いが多い。

がまんが肝心

何ごとでも、一時的に気持のいいことは、かならずあとで禍になる。酒食を好きなだけとれば気持がいいが、やがて病気になるようなものだ。はじめにがまんすれば、かならずあとの喜びになる。灸の治療をして熱いのをがまんすれば、あとで病気をしないようなものである。杜牧《とぼく》（晩唐の詩人）の詩に「忍過ぎて喜びに堪えたり」とあるのは、欲をこらえとおしてあとは喜びになることである。

予防が大事

「聖人は未病を治す」というのは、病気がまだおこっていない時に、あらかじめ用心すれば病気にならないことである。もし飲食・色欲などの内欲をがまんせず、風・寒・暑・湿の外邪を防がないと、おかされるところは少しでもあとで長い大病をする。内欲と外邪を慎まないため、大病となって思いのほかふかく悲しみ、ながく苦しむというのが病気の常である。病気になると、病気自身の苦しみだけでなく、痛い針でからだを刺し、熱い灸でからだをやき、にがい薬でからだを攻め、食べたいものを食べず、飲みたいものを飲まないでからだを苦しめ、心をいたませる。病気のない時に、あらかじめ養生をよくすれば病気はおこらず、目に見えない大きい幸福になる。孫子がいうのに「よく兵を用うる者は赫々《かくかく》の功なし」と。その意味は、兵を用いることの上手な人は、そとに見える手柄がないということだ。なぜなら、いくさのおこらぬさきに戦わずして勝つからである。また「古の善く勝つ者は、勝ち易きに勝つ者なり」ともいう。養生の道もこのようにしなければならない。心のなかで、ただ一すじに心がけて病気のまだおこらないさきに、勝ちやすい欲に勝てば病気はおこらない。よい大将が戦わないで勝ちやすいものに勝つようなものだ。これが上策である。これが未病を治する道である。

気ままを慎む

養生の道はかって気ままをしないことにし、もっぱら慎むのがよい。かって気ままというのは欲にまけて慎まないことである。慎みはかって気ままの逆である。慎みは畏れを基本とする。畏れるとは大事にすることをいう。俗にいう諺に、用心は臆病にせよというようなものだ。孫真人《そんしんじん》（唐の名医、名は思邈《しばく》）も「養生は畏るるを以て本とす」といった。これは養生の要点である。養生の道では、勇敢なのはいけない。畏れ慎んで、いつも小さい丸木橋を渡るようにすることだ。これが畏れるということである。若い時は血気盛んで、強いのに任せて病気を畏れず、かって気ままなことをするから病気がおこりやすい。すべて病気は何のわけもないのにおこることはなく、かならず慎まないからおこる。ことに老人はからだが弱いから、もっとも畏れなければならない。畏れないと老人も青年もともに多病で天寿を全うできない。

欲を少なく

健康を保つには養生の道を頼むことである。鍼灸と薬とをあてにしてはいけない。人のからだには、口・腹・耳・目の欲があって、からだを攻めるものが多い。古人の教えに最高の養生法がある。それは孟子のいう「欲を寡《すくな》くする」ことである。宋の王昭素《おうしょうそ》（北宋初期の学者）も「身を養うことは欲を寡くするにしくはなし」といっている。『省《せい》心録《しんろく》』にも「欲多ければ則ち生を傷《やぶ》る」とある。およそ人間の病気は、みな自分の欲に任せて慎まないことからおこる。養生の士はいつもこれを戒めとすべきである。

病気のもと

気は一人のからだの中の全体にいきわたるようにしなければならぬ。胸中の一ヵ所に集めてはいけない。怒り・悲しみ・憂い・思いがあると胸中の一ヵ所に気がとどこおって集まる。七情が過度になって、気がとどこおるのは病気のおこるもとである。

偏してはいけない

俗人は欲に任せて礼義にそむき、気を養わないで天寿を保たない。理も気も二つとも失う。仙術の士は養気一辺倒で道理を好まない。だから礼義をほうっておく。頑固な儒者は偏屈で気を養わない。修養の道を知らないで天寿を保たない。この三つはどれも君子の行なう道ではない。

巻二

総論　下

食気のとどこおらぬよう

およそ朝は早く起きて、手と顔を洗い、髪を整え、朝の行事をすませ、食後にはまず腹を何度も撫でおろし、食気の循環をよくする。また京門《けいもん》（左のわきばら）のあたりを人さし指の内側でななめに何度も撫でるがよい〔直腸に刺戟をあたえて便通をうながす意味であろう〕。腰も撫でおろし、下部を静かにたたく。きつくたたいてはいけない。もし食気がとどこおったら、顔を上むけて三、四度食毒の気をはく〔げっぷを出す意味か〕。

朝夕の食後にながく楽な姿勢で坐っていてはいけない。横になって眠るようなことは、けっしてしてはならぬ。ながく坐り、横になって眠ると、気がふさがって病気になり、たびかさなると命が短くなる。食後はいつも三百歩あるくことにするがよい。時どき五、六町歩くのがもっともよい。

からだを動かす

家にいたら、時どき自分の体力でつらくない程度の運動をするのがよい。立ったり坐ったりするのをめんどうがらず、室内のことは召使いを使わないで、何度も自分で立ってからだを動かすことである。自分の好きなようにはやく事ができるから、召使いを使うための心配をしないですむ。これは「心清くして事を省《はぶ》く」の利益がある。こうやっていつもからだを動かしていると、気血の循環がよく食気がとどこおらない。これが養生の要術である。いつもからだを休め怠けていてはいけない。自分に相応の事をしようと、手足をはたらかすことである。時に動き時に静かにすれば、気が循環してとどこおらない。静かにしすぎるとふさがるし、動きすぎると疲れる。動も静もながが過ぎるのはよくない。

じっとしていない

華佗《かだ》（三国時代、魏の名医）のいったことに「人の身は労動すべし。労動すれば穀気

（穀物の養分が体内にはいって生じたもの）きえて、血脈流通す」とある。およそ人間のからだは、欲を少なくし、時どき運動し、手足をはたらかせ、歩いて一ヵ所にながく坐っていないようにすれば、気血は循環してとどこおらない。養生の要務である。毎日こうしないといけない。『呂氏春秋《りょししゅんじゅう》』[*1]に「流水腐らず、戸枢《こすう》むしばまざるは、動けばなり。形気もまた然り」といっている。その意味は、流水はくさらず、たまり水はくさる。開き戸の軸の下の枢《くるる》は虫がくわない。この二つのものはいつも動いているから禍がない。人のからだもまたこれとおなじだ。一ヵ所にながく安楽に坐っていて動かないと飲食がとどこおって、気血が循環しないで病気になる。食後に横になるのと昼寝とは厳禁すべきだ。夜も飲食の消化しないうちに早く寝ると気がふさがって病気になる。これは養生の道でいちばんさけねばならぬことだ。

＊1　秦の呂不韋《りょふい》の撰になる二十六巻の思想・哲学書。道家・儒家の言を多くとりながら、当時の知識や学説が綜合的に記述されている。

『千金方』にいう

『千金方』[*1]に養生の道では「久しく行き、久しく坐し、久しく臥し、久しく視る」ことをしないようにといっている。

＊1『備急千金要方』のこと。唐の名医孫思邈の撰になる医学百科。三十一門二二八類からなり、

総論・症候・薬方・鍼灸など広範囲に及ぶ。

食後は寝るな

酒食の気がまだ消化しないうちに横になって眠ると、きっと酒食がとどこおって気がふさがり、病気になる。警戒しなければならぬ。昼はけっして横になってはならぬ。大いに元気をそこなうものである。もしひどく疲れたらうしろに寄りかかって眠るがよい。もし横になるのだったら、そばに人をおいて少しの間眠るがよい。ながく眠ったら人によびさましてもらうがよい。

昼寝するな

日が長い時も昼間に横になってはいけない。日が長いので、夜になると、人によっては体力が疲れて早く眠ってしまう。それをしないようにするには、晩食のあとからだを動かし、歩行し、日没の時から横になって体気を休めてもよろしい。横になっても眠ってはいけない。眠るとひどく害がある。ながく横になっていてはいけない。灯をともすころにはおきて坐っていないといけない。こうすると夜間に体力があって、はやく眠くならない。もし日没のころから横にならずにすめば、それがいちばんいい。

過信は禁物

養生の道で過信は禁物である。自分のからだの強いのを過信したり、若さを過信したり、病気が軽快したことを過信したりするのは、みな不幸のもとである。刃がよくきれると過信してかたい物をきると刃がこぼれる。気の強いのを過信して、むやみに気を使うと、気がへってしまう。脾腎の強いのを過信して飲食・色欲を過ごすと病気になる。

小欲をすてる

かりに宝石をつぶてにして雀を打つとする人がいたら、愚かだといって笑われるにきまっている。たいへん大事なものをすてて、いたってつまらないものを得ようとするからである。人間のからだはたいへん大事なものだ。それなのに、いたって小さい欲をむさぼってからだをそこなうのは、軽重を知らないといえる。宝石をもって雀を打とうとするようなものだ。

自分をかわいがりすぎるな

心は楽しませねばならぬ。苦しめてはいけない。からだは骨折らせねばならぬ。休ませすぎてはいけない。およそ自分をかわいがりすぎてはいけない。おいしいものを食べすぎ、うまい酒を飲みすぎ、色を好み、からだを楽にして、怠けて寝ているのが好きだというのは、みな自分をかわいがりすぎるのだから、かえってからだの害になる。また病気でないのに補薬（精力を補うための薬）をむやみにたくさんのんで病気になるのも、自分をかわいがりすぎるのである。子をかわいがりすぎて、子の不幸となるようなものだ。

長命と短命のわかれ道

一時の欲をがまんしないで病気になって、百年もてるからだをこわしてしまう。愚かなことだ。長生きしていつまでも安楽でありたいと思ったら、欲に任せてはならぬ。欲をこらえるのは長命のもとである。欲に任せるのは短命のもとである。欲に任せるか、がまんするかが長命と短命とのわかれ道である。

遠き慮り

『易経』に「患《うれ》いを思い、予《かね》てこれを防ぐ」とある。その意味は、あとの苦しみを思って、その不幸を予防せよというのである。『論語』にも「人遠き慮《おもんぱか》りなければ、必ず近き憂いあり」とある。これはみな、はじめに用心して、あとを安全にしようという意味である。

酒食・色欲

人間は欲に任せて楽しんでいると、その楽しみのまだなくならぬうちに、早くも苦しみがおこってくる。酒食・色欲を気のむくままに楽しんでいるうちに、早くもそれがたたって苦しみがおこってくるのとおなじだ。

養生は毎日

誰でも毎日、昼夜のあいだに元気を養ったほうが多かったか、元気をそこなったほうが多かったか、比較してみるがよい。多くの人は一日のうちで気を養うことがいつも少なく、気をそこなうことがいつも多い。養生の道は、元気を養うことだけをつとめて、元気をそこなわぬようにしなければならぬ。もし養うほうが少なく、そこなうほうが多いのが毎日つもって長期にわたると、元気がへって病気になり死に至る。だから多くの人は病気が多く命が短いのだ。限りのある元気なのに、限りのない欲のままにしているのは、けしからぬことだ。

一日を慎む

古い言葉に「日に一日を慎む。寿《いのちなが》くして終《つい》に殃《わざわい》なし」とある。その意味は一日一日をあらためて、朝から晩まで毎日慎めば、からだに過ちがなく、健康を害せず、長生きして天寿を終わるまで不幸がないということである。これがからだを保つ要道である。

はじめが大事

飲食・色欲を気ままにして、そのはじめしばらくの間、快感があることは、あとできっとからだをそこね、長い不幸となる。あとで不幸になるまいと思ったら、はじめ快感のあることを好んではならぬ。何でもはじめ気持のいいのは、あとで不幸になる。はじめに努力してこらえれば、きっとあとの楽しみになる。

養生の要点

養生の道は多言の必要がない。ただ飲食を少なくし、病気を助長するものを食べず、色欲を慎み、精気を惜しみ、怒・哀・憂・思を過ごさぬようにする。心を平静にして気を和らげ、口数を少なくし無用のことをはぶき、風・寒・暑・湿の外邪を防いで、また時どきからだを動かし、歩行し、寝るときでないのに寝たりしないで、食気の循環をよくする。これが養生の要点である。

飲食と睡眠

飲食はからだを養い、睡眠は気を養う。しかしあまり飲食を制限すると脾胃をそこなう。寝る時でないのに眠ると元気をそこなう。この二つは、養生をしようとしてかえってからだをそこなう。よく養生する人は、早く起き、夜半に寝て、昼間は寝ず、いつも業務にはげんで怠らず、睡眠を少なくし、精神をすがすがしくし、飲食を少なくし、腹の中をきれいにする。このようだから、元気がよく循環がさまたげられず病気にならない。生じてきた気は養分を得て、血気はおのずから盛んになり病気にならない。この寝食の二つが適当に制限されるのが、また養生の要点である。

道を楽しむ

貧賤な人も、道を楽しんで毎日をくらせば大きい幸福である。そうなると一日を過ごす間も、その時間が長く楽しみも多かろう。まして一年の過ぎる間、春夏秋冬の季節季節の楽しみが、毎日最高であるというのだったら、その楽しみはどんなだろう。こんなにして年を多く重ねていけば、その楽しみは長くその効果は長命となって現われよう。知者の楽しみや、仁者の長命には、われわれは及びがたいが、楽しみから長命にいく順序は似たようなものだろう。

徳を養う

心を平静にし、気を和《やわ》らかにし、口数を少なくし、静かにものを言う。これが徳を養いからだを養うことだ。その道はおなじことである。口数が多いのと、心が動揺し気が荒いのは徳をそこない、からだをそこなう。その害もおなじである。

山の中の人は長命

山の中でくらしている人は多く長命である。古書にも「山気は寿多し」とある。また「寒気は寿」ともいう。山の中は寒くて、からだの元気をとじかためて内に保存しても らさない。だから命が長い。暖かい地方は元気がもれて内に保存することが少ないので命が短い。また山の中の人は交際も少なく、静かで元気をへらさず、万事ものが少なく不自由だから、自然と欲も少ない。ことに魚類がめったになく、肉を腹いっぱい食べることがない。これが山中の人の命の長い理由である。町の中で交際が多く、雑用が多いと気がへる。海辺の人は、魚肉をつねに多く食べるから、病気が多く命が短い。町の中にいても、海辺にいても、欲を少なくして肉食を少なくすれば害はないだろう。

心を楽しませる

ひとり家にいて、静かに日を送り、古書を読み、古人の詩を吟じ、香をたき、古い名筆をうつした折本をもてあそび、山水を眺め、月花を観賞し、草木を愛し、四季のうつりかわりを楽しみ、酒はほろ酔い加減に飲み、庭の畑にできた野菜を膳にのぼすのも、みな心を楽しませ気を養う手段である。貧賤の人もこの楽しみならいつでも手に入れやすい。もしよくこの楽しみを知っていれば、富貴ではあるが楽しみを知らない人にまさるといえる。

忍の一字

古い言葉に「忍ぶは身の宝なり」とある。忍べば不幸がなく、忍ばないと不幸がある。忍ぶとはこらえることである。欲を制することである。怒りと欲とは忍ばねばならぬ。およそ養生の道は怒りと欲をこらえることである。忍の一字を守るべきである。武王（周王朝第一代の明君）の銘に「これを須臾《しゆゆ》に忍べば、汝の軀《み》を全くす」とある。『尚書』

に「必ず忍ぶこと有れば、それ乃《すなわ》ち済《な》すこと有り」とある。古い言葉に「莫大の過は須臾の忍びざるに起こる」とある。これが、忍の一字が身を養い徳を養う道だというわけだ。

胃の気とは

胃の気とは元気の別名である。沖和《ちゅうか》（やすめ和らげる）の気である。病気が重くても胃の気のある人は生きる。胃の気のない人は死ぬ。胃の気の脈は、長くなく、短くなく、遅くなく、速くなく、大きくなく、小さくなく、ちょうど年齢にあってほどよくやわらかく、きれいである。この脈は何とも名のつけようがない。自分で会得するよりほかはない。元気の衰えない無病の人の脈は、こういうものである。これは古人の説である。養生する人はいつもこういう脈を願うことだ。養生しないで気のへった人は、若くてもこういう脈が少ない。これは病人である。病脈だけがあって胃の気の脈のない人は死ぬ。また目に精神のある人は長生きする。精神のない人は命が短い。病人をみるにもこの術を使うのがよい。

心をゆたかに

養生の術は、荘子がいったように、名調理師庖丁《ほうてい》が牛を料理した如くであるべきだ。牛の骨の関節にはすき間がある。肉切庖丁の刃はうすい。うすい刃をひろい関節のすき間に入れれば、刃は動く余裕があって骨にさわらない。それだから十九年間も牛を料理してきたのに、庖丁の刃はいま砥《と》いだばかりのようだったという。人の世においても、心をゆたかにして物と争わず、理にしたがって行動すれば、世にさわりがなく、天地がひろい。こういう人は命が長い。

気をへらさぬよう

人に対して、喜びと楽しみとをひどくあらわすと、気が開きすぎてへる。孤独で憂いと悲しみとが多いと、気がむすぼれて塞《ふさ》がる。へるのと塞がるのとは元気の害になる。

気を養う道

心を静かにしてさわがせず、ゆるやかにしてせまらず、気をやわらかくして荒くせず、口数を少なくして声を高くせず、高く笑わず、いつも心を喜ばせてむやみに怒らず、悲しみを少なくし、かえらぬことをくやまず、過失があったら一度は自分を責めて二度とくやまず、ただ天命に満足してくよくよしない、これが心気を養う道である。養生の人はこのようにしなければならぬ。

唾液を大事に

唾液はからだ全体のうるおいである。変化して精血（血液の純粋なもの）となる。草木に精液がないと枯れる。大切なものである。唾液は内臓から口の中に出てくる。唾液は大事にして、吐いてはいけない。ことに遠くつばを吐いてはいけない。気がへる。

痰は吐くのがよい

唾液はのみこむのがよい。吐いてはいけない。痰《たん》は吐くのがよい。のみこんではいけない。痰があったら紙で取るようにし、遠くへ吐いてはいけない。飲んだ水や唾液がどこおると痰になって、のみこんでもふたたび唾液にはならない。痰が内にあると気がふさがってかえって害がある。この理窟のわからぬ人が、痰を吐かずによくのむが間違っている。痰を吐く時、気をもらしてはいけない。酒をたくさん飲むと痰ができ、気をのぼらせ唾液をへらす。

病気にあった治療を

何ごともあまりよくしようとして急ぐと、きっと悪くなる。病気の治療もまたおなじである。病気になったといって、医者を選ばず、むやみに医者を求めたり、薬をのんだり、また鍼灸をむやみにしたりするのは害になることが多い。導引や按摩《あんま》もそうだ。病気に適応するかどうかを知らないで、むやみに治療を求めてはいけない。温泉療法もまたそうである。病気に合うかどうかを選ばないで、むやみに温泉療法をすると病を重くして死ぬ。およそ薬・鍼・灸・導引・按摩・温泉療法の六つは、その病気と治療とがうまく合うかどうかをよく選んでやるがよい。適応症を知らないでかってに用いると、間違って害になることが多い。これはよくしようとしてかえって悪くするというものだ。

養生も習慣

およそ善いことも悪いこともみな習慣からおこる。養生の慎みや努めもそうである。努力実行してなまけないのも、欲を慎んでこらえるのも、一生懸命ならえば、後で善いことになれて習慣となり、苦労でなくなる。また慎まないで、悪いことになれ癖になってしまうと、慎んで努めようとしても、苦しくてがまんできない。

力相応に

万事に自分の力を計算しないといけない。力の及ばないのに、無理にその仕事をしようとすると気がへって病気になる。能力以上のことをしようとしてはならぬ。

元気を惜しめ

若い時から老年に至るまで、元気を惜しむべきである。年が若く丈夫な時から早く養生をするがよい。強いのをいいことにして、元気を使いすぎてはいけない。若い時に元気を惜しまないで、年とって衰え、からだが弱くなってはじめて保養をするのは、ちょうど財産があって富んでいる時にいい気になって金を使い、貧乏になって困り、金がないからといってはじめて倹約をするようなものだ。しないのよりましだが手おくれで効果が少ない。

嗇の字

気を養うには嗇《しょく》の字を使うがよい。老子もこのことをいっている。嗇とは惜しむことである。元気を惜しんで無駄づかいしないのである。ちょうどけちんぼが金があり余っているのに、惜しんで人にやらないのと同じようにすることだ。気を惜しめば元気はへらず長生きする。

みずからを欺かぬ

養生の要点はみずから欺くことをしないように、よくがまんすることにある。みずから欺くというのは、自分で悪いと知っていることをきらわないでするのをいう。悪いと知っていてするのは、悪をきらうのが真実でないということだ。これがみずから欺くことである。欺くとは真実でないことだ。食事にかぎっていえば、たくさん食べるのは悪いと知っているが、悪いことをきらう心が真実でないとたくさん食べてしまう。これがみずから欺くことである。その他のことも、これから推しはかればよい。

自殺しないように

世間の人にたくさん会ってみると、生まれつき短命なからだつきをしている人はまれである。生まれつきは長命である人も、養生の術を知らないで養生しないと、生まれつきもっている寿命がたもてない。たとえば彭祖《ほうそ》（殷の人で七百歳の長寿という）でも、刀で喉笛《のどぶえ》を切断すれば、どうして死なないでいられようか。いまの人が欲を制限せずに生命をそこなうのは、ちょうど自分で喉笛を切断するようなものだ。喉笛を切断して死ぬのと、養生をせず欲を制限しないで死ぬのと、早い遅いはあるが、自殺するのはおなじだ。気が強く長生きするはずの人も、気を養わなければかならず短命で天寿を保てない。これは自殺である。

完璧を望むな

すべてのことは、十のうち十までよくなろうとすると、心の負担になって楽しみがない。不幸もここからおこる。また他人が自分にとって十のうち十までよくあってほしいと思うと、他人の不足を怒りとがめるから、心の負担となる。また日用の飲食・衣服・器物・住宅・草木などもみな華美を好んではいけない。多少ともよければ間に合う。十のうち十までよいものを好んではならぬ。これもみな自分の気を養う工夫である。

よく知ること

ある人が、養生の道は飲食・色欲をつつしむのと同じであることは皆が知っている、しかし、つつしみがたく気ままになりやすいから、養生ができないのだといった。私はそうは思わない。これはまだ養生の術をよく知らないのだ。よく知ったら、どうして養生の道を行なわないでいられよう。水に落ちれば溺死する。火にはいれば焼死する、砒《ひ》霜《そう》（三酸化砒素As_2O_3の結晶）をのめば中毒死することは、誰でも知っているから、水火にとびこんだり、砒霜をのんだりして死ぬ人はない。多欲が生命をきずつけることは、刀で自殺するのと同じだという道理を知っていたら、どうして欲をがまんせずにいられよう。すべてその道理をはっきり知らないことは、迷いやすく間違いやすい。人が間違って不幸になったのは、みな知らないからおこったのだ。赤ん坊が這っていって井戸に落ちて死ぬようなものだ。灸をしてからだの病気をなくすことを知っているから、からだに火をつけ、熱くて痛いのをがまんして、いとわずにたくさん据えてもらう。これは灸が自分のためになることをよく知っているからである。人道にそむいて人を損傷して苦しめると、天罰もあり、人からもとがめられて自分の不幸になることは当然であるが、愚かな人間はそれを知らない。あぶないことをして、不幸を求めるのは知らないからおこる。盗人がただ宝をむさぼって、自分が罰せられることを知らないようなものだ。養生の道をよく知っていたら、どうして欲のままになって、身を慎まずにいられよう。

楽しみを失わぬ

聖人はなにかにつけて、楽しみを説かれる。私の愚かさで聖人の心を推察できないのだが、それでも楽しみは人間に生まれつきある天地の生理である。その楽しみを楽しまないで、天地の道理にそむいていてはいけない。いつも養生の道をもって欲を制限して、楽しみを失ってはならない。楽しみを失わないのが養生の基本である。

畏れ慎む

長生きの術は食欲・色欲を制限し、心気を和平にし、事にのぞんでいつも畏れ慎むことにある。こうしていれば物にそこなわれず、血気がひとりでにととのって自然に病気することがない。こういうふうにすると長生きする。これが長生きの術である。この術を信じて実行すれば、この術は巨万の富を得るより貴重であろう。

酒は微酔

万事、十分に満ちてその上にくわえられぬのは、心配のもとである。古人がいうのに、酒は微酔《ほろよい》にかぎり、花は半開に見るのがよいと。これはたいへんうまくいっている。酒をとことんまで飲むとからだを悪くする。少量飲んで不足なのは、楽しみもあり、そのあとの心配もない。花が満開だと、咲きすぎて花心がなく、やがて散りやすい。花はまだ満開でないのが盛りだと古人はいっている。

一時の浮気

一時の浮気をし放題にすると、一生の持病になるか、その場で命があやうくなるかする。大不幸は、ほんのわずかの間がまんしないことからおこる。恐ろしいことだ。

中を守る

養生の道は中《ちゅう》を守るがよい。中を守るというのは、過不足のないのをいう。食物は空腹をなくすだけでやめておくがよい。間違って食べ放題になってはならぬ。これが中を守ることである。何にでもこうするがよい。

いつも従容として

心はいつも従容《しょうよう》として静かで、せかせかせず和平にするのがよい。ものをいうときはとくに静かにして口数を少なくし、無用のことをいってはならぬ。これが気を養ういちばんいい方法である。

動と静と

人間のからだは、気をもって生の根源、命の主人とする。だから養生をよくする人は、いつも元気を惜しんでへらさぬようにする。静かにして元気を保存し、動いて元気を循環させる。保存と循環との二つが備わらないと気を養えない。動と静とがその時を失わぬというのが気を養う道である。

大風雨と雷と

大風雨と激しい雷の時は、天の威を畏れて夜でもかならず起きて、きちんと衣服をきて坐っていないといけない。寝ていてはならぬ。

客にいったら

客になって昼間から他家に行ったら、夕暮れにならぬうちに帰宅するのがよい。夜まで話していると、主人も客も疲れる。ながく腰をおちつけてはいけない。

怒れば気のぼる

『素問《そもん》』*1に「怒れば気上《のぼ》る。喜べば気緩《ゆる》まる。悲しめば気消ゆ。恐るれば気めぐらず。寒ければ気閉ず。暑ければ気泄《も》る。驚けば気乱る。労すれば気へる。思えば気結ぼる」とある。すべての病気はみな気からおこる。病気というのは気が病むのである。だから養生の道は気を調整することにある。調整するというのは、気を和らげて平らかにすることである。およそ気を養う道は、気をへらさないのと、気を塞がないのとにある。気を和らげて平らかにすると、この二つの心配がない。

*1『黄帝素問』のことで、黄帝とその臣の名医岐伯との問答をあつめた中国最古の医書。二十四巻。『霊枢』と合わせて『内経』とよばれる。しかし実は、秦・漢の人が、古代中国の医学について、黄帝の名をかりて述作したものといわれる。

丹田に力を

へそから下三寸を丹田《たんでん》という。両方の腎のあいだの動気はここにある。『難経《なんけい》』*1に「臍下《せいか》腎間の動気は人の生命なり。十二経《けい》(五臓六腑を連絡する脈管系)の根本なり」と書いてある。ここが人のからだの生命の根本がある場所だ。気を養う術はつねに腰を正しくすえ、気の精を丹田に集中し、呼吸を静かにし、事にあたっては胸の中から何度にもかすかに気を口の中に吐きだして、胸中に気を集めないで、丹田に気を集める〔腹式呼吸をすすめているのだろう〕。このようにすれば気がのぼらず、胸がさわがず、からだに力ができる。貴人に対してものをいう時も、大事変にのぞんで落ち着かぬ時も、このようにするがよい。やむをえず人と論争しなければならぬ場合も、怒気のためにきずつけられず、かるがるしくならず、間違わない。あるいは武芸・武術にはげみ、武士が槍・刀を使って敵と戦うにも、みなこの法を主とすべきである。これは何か一生懸命やろうとして、気を養うのにためになる術である。およそ技能をふるおうとするもの、とくに武士はこの法を知らなければならぬ。また道士が気を養い、僧が坐禅するのもみな気の精をへその下に集中する法である。これは平静にかえる工夫であり、技能をふるうものの秘訣である。

＊1　周の名医秦越人の撰になる医書。二巻。脈による診断法にくわしい。『素問』『霊枢』『金《きん》匱《き》要略』『甲乙経』とあわせて医書五経とよばれる。

七情の戒め

七情というのは、喜・怒・哀・楽・愛・悪《お》・欲のことである。医者のほうでは喜・

怒・憂・思・悲・恐・驚を七情にしている。また六欲というのがある。耳・目・口・鼻・身・意の欲のことである。七情のうち、怒と欲との二つが、もっとも徳をきずつけ、生をそこなう。怒りを抑え、欲をがまんするのは『易経』の戒めである。怒りは陽に属し、火がもえるようである。人の心を乱し、元気をそこなうのは怒りである。おさえて忍ばないといけない。欲は陰に属する。水が深いようなものだ。人の心を溺れさせ、元気をへらすのは欲である。注意してがまんするがよい。

十二少とは

養生に一つの要訣《ようけつ》がある。要訣とはいちばん大切な奥儀である。養生に志す人はこれを覚えていて実行するがよい。その要訣というのは少の一字である。少とは万事をみな少なくして多くしないのをいう。すべてひかえめに、いわば欲を少なくするのをいう。欲とは耳・目・口・体のむさぼり好むのをいう。酒食を好み、好色を好むの類である。およそ欲の深いのを積み重ねていると、からだをそこなって命を失う。欲を少なくすると養生になり、命を延ばす。欲を少なくするのにその項目が十二ある。「十二少」[*1]と名づけられている。かならずこれを実行することだ。食を少なくし、飲むものを少なくし、五つの味のつけすぎを少なくし、色欲を少なくし、口数を少なくし、事を少なくし、怒りを少なくし、憂いを少なくし、悲しみを少なくし、思いを少なくし、寝るのを少なくすべきである。このように何でも少なくすると元気がへらず、脾腎をそこなわない。これは長生きする道である。十二にかぎらず何事も身の行ないと欲とを少なくするがよい。一時に気をたくさん使いすぎて、心をたくさん用いすぎると、元気がへって病気となり命が短くなる。物ごとに数多く、はばを広げすぎてはいけない。数少なく、はばがせまいほうがよい。孫思邈《そんしばく》の書いた『千金方』にも養生の「十二少」をいっている。その意味は同じである。ただし項目は違う。右に書いた「十二少」はいまの時代にふさわしいものである。

＊1 『千金方』に「思を少なくし、念を少なくし、欲を少なくし、事を少なくし、語を少なくし、笑を少なくし、愁を少なくし、楽を少なくし、喜を少なくし、怒を少なくし、好を少なくし、悪を少なくす」とある。

養生の大要

内欲を少なくし、外邪を防いで、からだを時どき動かし、睡眠を少なくする。この四つが養生の大要である。

気を養う

気を和平にし、荒くしてはいけない。静かにしてむやみに動かしてはいけない。ゆっくりするのがよく、急なのはいけない。口数を少なくして気を動かしてはいけない。いつも気を丹田に集中して胸にのぼらせぬことである。これが気を養う法である。

気をめぐらす

古人は詠歌や舞踏をして血脈を養った。詠歌というのは歌を歌うのだし、舞踏というのは手で舞い足で踏むのである。みな心を和らげ、からだを動かし、気を循環させてからだを養う。養生の道である。今日、導引や按摩で気を循環させるのと同じだ。

四寡とは

思いを少なくして、神《しん》（心）を養い、欲を少なくして精（たましい）を養い、飲食を少なくして胃を養い、言《ことば》を少なくして気を養わねばならぬ。これが養生で四寡《しか》というものだ。

七養とは

摂生《せっせい》の七養というものがある。これを守らないといけない。一は言を少なくして内気を養う。二は色欲を戒めて精気を養う。三はうまい味を少なくして血気を養う。四は唾液をのんで臓気を養う。五は怒りを抑えて肝気を養う。六は飲食を制限して胃気を養う。七は思慮（心配ごと）を少なくして心気を養う。これは『寿親養老書《じゅしんようろうしょ》』（明の医者劉純の著書）に出ている。

五宜とは

孫真人（孫思邈）がいうのに「修養の五宜《ごぎ》あり。髪は多くけずるに宜《よろ》し。手は面《かお》にあるに宜し。歯はしばしばたたくに宜し。津《つばき》は常にのむに宜し。気は常に練るに宜し」と。練るとは、さわがしくなくて静かなことである。

長いのはよくない

長時間歩き、長時間坐り、長時間立ち、長時間横になり、長時間話をするのはよくない。これは長時間動いて疲れるから気がへるのだ。また長時間安逸にしていると気が塞がる。気のへるのと塞がるのとは、ともにからだの害になる。

四要とは

養生の四要は、むかっ腹を立てることをせず、心配を少なくし、言を少なくし、欲を好むのを少なくするにある。

四損とは

『病源集』で唐椿《とうちん》（明の医者）が「四損は、遠くつばきすれば気を損ず。多く睡《ねぶ》れば神を損ず。多く汗すれば血を損ず。疾《と》く行けば筋（筋肉というより腱《けん》のこと）を損ず」といっている。

痰きりの薬

老人は強い痰きり薬を用いてはいけない。痰を全部なくしようとすると元気がへる。これが古人の説である。

呼吸の法は

呼吸というのは人の鼻からいつも出入りする息のことである。呼は出る息で、からだの中の気を吐くのである。吸は入る息で外気を吸うのである。呼吸は人の生気である。呼吸がなくなると死ぬ。人の体内の気は、天地の気とおなじで、内外が通じあっている。人が天地の気のなかにいるのは、魚が水中にいるのとおなじだ。魚の体内の水も外の水と出入りして、同じ水である。人の体内にある気も天地の気と同じである。しかし体内の気は五臓六腑にあるので、古くなりよごれる。天地の気は新しくてきれいである。時どき鼻から外気をたくさん吸いこまないといけない。吸った気が体内にたくさんたまったら、口から少しずつ静かにはき出す。乱暴に早く吐き出してはいけない。これは古くなってよごれた気を吐きだして、新しいきれいな気を吸いこむのである。新しいのと古いのとを交換するのである。これを行なうときは、姿勢を正しくして仰臥し、足をのばし、目をつむり、手をしっかり握って、両足の間隔は五寸、両ひじとからだとの間隔も五寸になるようにする。一日一夜の間に、一、二度行なうがよい。ずっとあとになって効果が出てくるだろう。気をおちつけてやらないといけない。

『千金方』の呼吸の法

『千金方』に、いつも鼻からきれいな気を吸いこんで、口からよごれた気を吐きだすように書いてある。たくさん吸って少し出すようにする。吐き出すときは口をほそく開いてすこしずつ吐くようにする。

ふだんの呼吸

ふだん呼吸するときは、息をゆっくり、深く丹田に入るようにする。急なのはいけない。

調息の法とは

調息の法とは呼吸を整え、静かにして息がだんだんと微小になっていくことである。これを長く続けると、鼻の中を息が通っていないかのようになる。ただ、へその上から微小な息が往来するような感じになる。こうすると神気が定まる。これが気を養う術である。呼吸は全身の気の出入りする道である。息を荒くしてはいけない。

心法を慎む

養生の術はまず心法をよく慎んで守らないと行なわれにくい。心を静かにして落ち着け、怒りを抑えて欲を少なくし、つねに楽しんで心配をしない。これが養生の術で、心を守る道でもある。心法を守らないと養生の術は行なわれない。だから心を養いからだを養う工夫は、二つでなくて一つの術である。

就寝の時刻

夜に書物を読んだり、人と談話したりするのは三更《こう》を限りにしなければならぬ。一夜を五更にわけたばあい、三更というのはわが国の時鼓（時刻をしらせる鐘）の四つ半過ぎから九つの間（午後十一時から午前零時の間）であろう。深更（午前零時以後）まで眠らないでいると精神が鎮まらない。

環境を清潔に

外部の環境がきれいだと、中心もこれに接してきれいになる。外から内を養うのは理にかなっている。だから居室はつねに塵埃をはらって、前庭も召使いに命じて毎日きれいに掃かせるがよい。自分も時どき机の上の埃《ほこり》をはらい、庭におりて箒《ほうき》をもって塵《ちり》をはくのがよい。心をきれいにしてからだを動かすというのも、みな養生の補助になる。

陽と陰と

天地の理でいえば、陽が一で陰は二である。水は多く火は少ない。水はかわきにくく火は消えやすい。人間は陽の種類で少なく、鳥・獣・虫・魚は陰の種類で多い。だから陽が少なくて陰の多いのは自然の理である。少ないものは貴く多いものは卑しい。君子は陽の種類で少なく、小人は陰の種類で多い。易道では陽を善として貴び、陰を悪として卑しみ、君子を貴び小人を卑しむ。水は陰の種類である。暑い月には水をへらしたいのだが、ますます多くなる。寒い月には水をふやしたいのだが、かえって涸れて少ない。春夏は陽気が盛んなため水が多く生じる。秋冬は陽気が衰えるから水は少ない。血はたくさんへっても死なないが、気はたくさんへるとたちまち死ぬ。吐血・刀傷・産後など、陰血のたくさん失われたものは、血を補えば陽気がますますへって死ぬ。気を補うと、生命を保って血も自然に生じてくる。古人も「血脱して気を補うは、古聖人の法なり」といっている。人身は陽がつねに少なくて貴く、陰がつねに多くて卑しい。だから陽を貴んで盛んにするがよい。陰を卑しんで抑えるがよい。元気が生じると、ほんとうの陰もまた生じる。陽が盛んだと陰もおのずと成長してくる。陽気を補うと、陰血もおのずと生じる。もし陰の不足を補おうとして、地黄《ちおう》・知母《ちも》・黄栢《おうばく》*1などの、苦く、からだを冷やす薬を長期に服用すると、もとになっている陽をそこなって、胃の気が衰えて血をふやさず、陰血もまた消えるだろう。また陽の不足を補おうとして烏附《うふ》（とりかぶとの新しい根）などの毒薬を用いると、邪火をたすけて陽気もまたなくなってしまう。これは陽を補うことにならない。朱丹渓《しゅたんけい》（元の名医）の陽有余陰不足論はどんな経典にもとづいているのだろうか。その本拠を見たことがない。もし丹渓が自分で考えたことだったら、でたらめで信じられない。易道で陽を貴び、陰をいやしむ理にそむいている。もし陰陽の数量から多少をいうのなら、陰有余陽不足といったほうがいい。陽有余陰不足とはいいにくい。後世の人が丹渓の偏見に賛成するとはどういうわけか。およそ見識がないと話のうまい説に迷って偏向におちいる。丹渓はたしかに昔の名医である。医道にも功績がある。彼が陰を補うことに熱心なのも、さだめし当時の状況ではよかったのだろう。しかし彼は医聖ではない。かたよった説がこのほかにも多い。任せきってすべてを信じるというわけにいかぬ。功過相なかばしている。その才能・学問は貴ぶべきである。その偏向は信ずべきでない。王道は不偏・不党・公平なものである。丹渓は陰を補うのにかたよって公平でない。医の王道とすべきでない。近世は人の元気がだんだん衰えている。丹渓の法にしたがって、もっぱら陰を補うと、脾胃をきずつけ、元気をそこなうだろう。ただ李東垣《りとうえん》（金末元初の医者）が脾胃を調整するため温補の法をいったが、これは医学の王道であろう。明の医者のつくった『軒岐救生論』（蕭京の著）、『類経』（明の張介賓の編、『内経』の注釈書）などの書には丹渓をひどく悪くいっている。その説は至極もっともである。しかしこれもまた一方にかたよって、丹渓のいいところもいっしょに否定している。曲がったのをまっすぐにしようとして、かえって逆に曲げてしまったようなものだ。およそ古来、術を述べた人の本は、往々偏向がある。近世明末の医者にとくにこの弊害がある。よく選んで取捨しないといけない。ただ李中梓《りちゅうし》（明代の医者）の説はたいへん公平に近い。

＊1　地黄は、和名さおひめ、ごまのはぐさ科の植物。知母は、和名はなすげ、ゆり科の植物。黄栢は、黄檗ともいい、和名きはだ、山地に生えるヘンルーダ科の落葉喬木で、樹皮を薬用とする。

巻三

飲食　上

元気は生命のもと

人のからだは元気を天地から受けてできたものであるが、飲食の養分がないと元気は飢えて命を保てない。元気は生命のもとである。飲食は生命の養分である。だから飲食の養分は人生の毎日でいちばん必要なもので、半日もなくてはならない。しかし飲食は同時に人間の大欲で、口や腹の好むところである。好みに任せてかって気ままをすると、度をこえて、かならず脾胃《ひい》をそこね、いろいろの病気をおこし命をなくす。はじめ五臓の生じるのは腎からである。できてしまったあとは五臓のもととなるのは脾胃である。飲食をすると脾胃がまずこれを受けて消化し、その精液を内臓に送る。内臓が脾胃の養いを受けているのは、草木が土気によって成長するようなものである。だから養生の道は、まず脾胃を調整するのが大事である。脾胃を調整するのは人のからだの第一の保養である。古人も飲食に節度をもうけてそのからだを養うといった。

病は口より

人生は毎日飲食しないということはない。いつも慎んで欲をがまんしないと、度を過ごして病気になる。古人は「禍《わざわい》は口より出《い》で、病は口より入る」といった。口の出し入れはつねに警戒しなければならない。

郷党篇にも

『論語』の郷党篇に書いてある聖人の飲食の法はみな養生の要点である。聖人が病気を用心されたことはこのようである。手本としなければならない。

熱い物と冷たい物と

飯はよく熟して、中心まで和《やわ》らかでないといけない。かたかったり粘ったりするのをさける。温かいうちに食べるのがよい。吸物は熱いうちがよい。酒は夏も冷やで飲んではいけない。冷酒は脾胃をそこねる。冬も酒をあまり熱くして飲んではいけない。気をのぼせ、血液をへらすからである。

飯をたくには

飯をたくにはいろいろの方法がある。たきぼし（途中で重湯をとらないたきかた）は丈夫な人によろしい。湯取飯《ゆどりいい》（水をたくさんいれてたき、あとで蒸すたきかた）は脾胃の弱い人によろしい。餴《ふたたびいい》（二度だきご飯）は積聚《しゃくじゅ》＊1や気のとどこおっている人によろしい。粘って糊のようなのは気を塞いでしまう。かたいのは消化しにくい。新米の飯は性《せい》が強くて、弱い人には悪い。ことに早稲《わせ》は気を動かすから病人によくない。晩稲《おくて》は性が軽いからよろしい。

＊1　積は気が五臓の中につもったもので、痛みの場所が一定する。聚は気が六腑に集まったもので痛みの場所が一定しない。

食事はあっさりしたものを

すべて食事はあっさりしたものを好むがよい。しつこくて油っこいものをたくさん食べてはいけない。生《なま》もの・冷えたもの・かたいものはやめるがよい。吸物は一品でよい。肉も一品でよい。副食は一、二品にとどめたほうがよい。肉を二種類かさねて食べてはいけない。また肉をたくさん食べてはいけない。生肉をつづけて食べてはならない。とどこおりやすいからである。吸物に肉を入れたら、副食には肉を入れないほうがよろしい。

欲にかつ

飲食は飢渇の感じをいやすためにするのであるから、飢渇の感じがなくなったら、そのうえ欲ばってかって気ままに飲み食いしてはいけない。飲食の欲を制限しない人は義理を忘れる。これは口腹の人といっていやしむべきものである。食い過ぎたからといって薬を使って消化すると、胃の気が薬の力に強くうたれて、新しくできたやわらかい気がきずつく。この気を大切にしないといけない。飲食をするときに、よく考えてがまんして制限しなければいけない。好きでおいしいものに出あったら、まず用心して度がすぎることを恐れて無制限にしないようにする。心の力を用いないと欲にはかてない。欲にかつのには剛をもってしなければならぬ。病気を恐れるのには怯《つたな》いのがよい。つたないというのは臆病なことをいったものである。

腹八分目

珍しいものや、おいしいものに出あっても八、九分でやめるのがよい。腹いっぱい食べるのはあとで禍がある。しばらくのあいだ欲をがまんすればあとで禍がない。少し飲んだり食べたりして味のよいことがわかったら、たくさん飲んだり食べたりして腹いっぱいになったのとその楽しみは同じで、しかもあとの禍がない。何でもいっぱいになるとかならず禍がある。飲食はいちばん腹いっぱいということをさけねばならぬ。またはじめに慎めばかならずあとで禍がない。

五味偏勝とは

五味偏勝とは一つの味を食べすぎることをいう。甘いものが多すぎると腹がはっていたむ。辛いものがすぎると気がのぼり、気がへり、湿疹ができ眼が悪くなる。塩からいものが多いと血がかわき、のどがかわき、湯水を多く飲めば湿を生じ、脾胃をそこねる。苦いものが多すぎると、脾胃の生気をそこねる。酸いものが多すぎると気がちぢまる。五味をそなえているものを少しずつ食べれば病気にならない。いろいろな肉も、いろいろな野菜も、同じものを続けて食べるととどこおって害がある。

選んで食べる

食物はからだを養うものである。からだを養うものでかえってからだをそこねてはならない。だからすべて食物は性がよくて、からだを養うのにためになるものをつねに選んで食べなければならぬ。益がなくて損のあるものは、味がよくても食べてはならぬ。温まって気を塞がないものは益がある。冷たくて吐きくだしをおこし、気を塞ぎ、腹をはらせるものや、辛くて熱のあるものはみな害がある。

飯を食べすぎると

飯はよく人を養うが、またよく人を害するものである。だから飯はとくにたくさん食べてはいけない。いつもちょうどよい分量を定めておくことである。飯をたくさん食べると脾胃をそこね、元気を塞ぐ。ほかの食物の過ぎたのよりも、飯の過ぎたほうが消化が悪く大害がある。客に行って、そこの主人がせっかく心をかけて用意してくれた御馳《ごち》走《そう》に箸をつけないと、主人の好意を無にして悪いと思ったなら、飯をふだんの半分にして、副食の御馳走を少しずつ食べるがよい。こうすれば副食が多くても食物にそこなわれない。飯をいつものように食べ、また鳥や魚などの副食の品を多く食べるときっと害がある。ご飯のあとでまた茶菓子といって餅やだんごなどを食べたり、あるいは後段[*1]といって麺類などを食べると、腹いっぱいになって気を塞ぎ、食のために害される。これは常の分量に過ぎたからである。茶菓子・後段は予定以外の食物である。少ししか食べないでもよい。度をすごしてはならぬ。もし食後に少し食べようと思ったら、あらかじめ飯をへらしておくがよい。

＊1　江戸時代に人をもてなすとき、御馳走がすんだあと、もう一度御馳走をだしたことをいう。

食べすぎないように

飲みものや食べもののことばかりいっている人間は人からいやしまれる。それは小さいものを養って、大きなものを忘れるが為であると孟子がいわれたように、口や腹の欲にひかれて道理をわすれ、ただ腹いっぱい飲み食いすることだけを好んで、けっきょく腹がはり、いたみ、病気となり、酒によって乱れるのはこのうえもなくいやしむべきことである。

夜食をする人は

夜食をする人は、日が暮れたあと早く食べたほうがよい。深夜になって食べてはならない。酒食の気がよく循環し、消化したあとに寝るのがよい。消化しないうちに早く寝ると病気になる。夜食しない人も、夕食のあと早く寝てはいけない。早く寝ると食気がとどこおって病気となる。およそ夜はからだを動かす時ではない。飲食の養分がなくて、少し腹がへっても害がない。もしやむをえず夜食しなければならぬときは、早くして少しにするがよい。夜に酒を飲んではいけない。飲むにしても早くして少しにしておくがよい。

食を制限すると

俗に食を制限しすぎると養分が足りなくなってやせて衰えてしまうという。これは養生を知らない人のいう言葉である。欲が多いというのは人の生まれつきであるから、制限しすぎると思うくらいがちょうどよくなる。

適量を越さぬよう

好きなものに出あったり、お腹がすいた時に、味のよい珍しい食べものに出あったりしたときは、品数が多く前にならんでいても、適量を越さないようにかたく慎んで度を越してはいけない。

いつもひかえめに

飲みものや食べものに向かうと、ついほしくなって食べすぎても気がつかないのは、一般の人の習性である。酒・食・茶・湯どれもちょうどよいと思う分量よりも、ひかえて、七、八分目にして、もうちょっと足りないと思う時に早くやめるがよい。飲食がすんでからあと腹がふくれてくるものである。これで十分だと思うほど食べると、かならずあとで腹がふくれすぎて病気になる。

酒食を過ごして

酒食を過ごし、害をなしたときに、酒食を消す強い薬を用いないと酒食を消化できない。たとえば敵がわが領内に乱入して、不法をはたらき、城のかこいを攻め破ろうとするようなものである。こちらからも強い兵を出して防戦させ、味方の士卒がおおぜい討ち死にしないと敵に勝てない。薬を使って食を消化するのは、自分の腹の中を敵味方の戦場とするものである。飲んだり食べたりした酒食が、敵となって自分の腹の中を攻めやぶるだけでなく、こちらが使う強い薬もみな病気を攻めるから元気もへる。敵兵も味方の兵も、自分の腹の中で入り乱れて元気をはなはだしく損じる。敵を自分の領内に引き入れて戦うよりも、外で防いで領内に入らせないようにするのがいちばんよい。酒食をとり過ごさないようにすれば、敵とはならない。強い薬を使って自分の腹の中を敵味方の合戦場とするのは、胃の気をそこなうものである。残念なことだ。

五思とは

ものを食べるとき五思というものがある。第一はこの食は誰が下さったかを思わなければならない。小さいときはお父さんが下さるのだし、大きくなれば殿様が禄を下さるのである。これを思って忘れてはならない。あるいは殿様や父でなく、兄弟や親族や他人の世話になっている人もあるだろう。この時もまたその食事を誰が下さるかを思って、その慈愛を忘れてはならない。農工商の自分の力で飯を食う者も、国の恩を思わねばならぬ。第二には、この食事はもと農夫が骨を折って作り出した苦しみを思いやらなければならない。忘れてはいけない。自分で耕さないで、楽にしていながらその養いをうけるのである。その楽しみを楽しむべきである。第三には、自分に才徳や正しい行ないがなく、殿様をお助けし民を治めるてがらがないのに、こんなおいしいものをいただけることはたいへん幸いである。第四に、世の中には自分より貧乏な人がたくさんいる。そういう人は糠《ぬか》や糟《かす》でもよろこんで食べている。また飢え死にしている人もいる。自分はおいしいご飯をじゅうぶん食べて、飢える心配がない。これは大きい幸福ではないか。第五に、大昔のことを思うがよい。おおむかしには五穀がなく、草木の実と根・葉を食べて飢えをまぬがれていた。その後五穀がでてきても、まだ食物を火で調理することを知らなかった。釜やご飯蒸しがなくてものを煮て食べなかった。生でかんで食べれば、味がなく胃腸をそこねたであろう。今日、白いやわらかいご飯をたいてじゅうぶん食べ、またそのほかに吸物があり、副食があり、朝夕じゅうぶんに食べている。そのうえ酒があって心を楽しませ、気血を補っている。だから朝夕食事をするたびに、この五思のうち、一、二でもよいからかわるがわる思いめぐらして忘れてはならない。そうすれば日々に楽しみもまたその中にあるだろう。これは私が考えだした説である。かってにここに書いたものである。坊さんの家《うち》では食事に五観[*1]というのがある。が、これとは別のものである。

＊1『釈氏要覧』にみえるもので、僧家で食事をするときの五つの反省。

夕食は

夕食は朝食よりもとどこおりやすく消化しにくい。夕食は少ないほうがよい。軽くあっさりしたものを食べるがよい。夕食の副食は数を多くしないほうがよい。副食をたくさん食べてはいけない。魚や鳥などのように味が濃く、脂があってしつこいものは、夕食にはよくない。野菜類も、山芋・人参・かぶら・芋・くわいなどのように、とどこおりやすく、気を塞ぐものは、晩食に多く食べてはならない。食べないのがいちばんよい。

食べていけないものは

すえたご飯・腐った魚・ふやけた肉・色の悪いもの・臭《にお》いの悪いもの・煮えばな（煮えたての味）を失ったものは食べない。朝夕の食事のほかに、時間外に食べてはいけない。また時期が早くて熟していないもの、あるいはまだ成長しないものの根を掘り出して、芽のところを食べるなど、また盛りの時期がすんだもの、どれも時ならぬものである。そういうものは食べてはいけない。これは『論語』にも書いてあって、聖人の召し上がらぬものである。聖人は身を慎まれてひたすら養生をされた。手本とすべきである。また肉は多く食べて飯の気に勝たせぬようにするという。肉を多く食べてはいけない。食は飯をもととする。どんな食でも飯より多くてはいけない。

飯をじゅうぶんに

飲食のうち、飯はじゅうぶんに食べないと飢えをいやせない。吸物は飯を和らげるためである。肉はじゅうぶん食べないでも不足しない。少し食べて食欲をよくし、気を養うがよい。野菜は穀物や肉の足りないのを補って消化しやすくする。みなそれを食べる理由がある。しかし多く食べてはいけない。

〔副食に動物タンパクがじゅうぶん出まわらなかった時代には、動物タンパクの代用に植物タンパクを用いねばならなかった。植物タンパクを米からとるため米の絶対量を多くとらねばならなかった〕

穀物と肉と

人のからだは元気をもととする。穀物の養分によって元気はつぎつぎと生まれてくる。穀物や肉をもって元気を補うがよい。穀物や肉を過ごして元気をそこなってはいけない。元気が穀物や肉に勝てば命は長い。穀物や肉が元気に勝てば命は短い。また古人の言葉に「穀は肉にかつべし、肉は穀にかたしむべからず」というのがある。

〔穀物や肉の過食を戒めたのは現在も中年以降はあてはまる〕

おいしい飲食にも

脾胃の弱い人、とくに老人は飲食によってきずつけられやすい。おいしい飲食を目の前にした時はがまんするがよい。度を過ごしてはならない。心が弱くては欲に勝てない。心を強くして欲に勝つべきである。

友人と一緒だと

友人と一緒に食事するとき、おいしいものに向かうと食べ過ぎになりやすい。腹いっぱい飲食するのは不幸のもとである。花は半開の時に見、酒はほろ酔いかげんに飲むといったようにするがよい。興に乗って戒めを忘れてはいけない。欲に制限をつけないと禍になる。楽しみが最後までいくと悲しみのもとになる。

持病の用心

すべて宿疾をおこすものは、書きぬいておいて食べてはいけない。宿疾とは持病のことである。食べてすぐ害になるものもあれば、しばらくたってから害になるものもある。食べた時すぐに害がないからといって食べてはいけない。

食い過ぎには

食い過ぎの病気があったら、飲食をやめなければいけない。あるいは食べる分量をいつもの半分にし、ときには三分の二にへらすがよい。食べ過ぎのときは早くぬるいお湯にはいるがよい。魚や鳥の肉や、魚や鳥の干物、生野菜・油こいもの・ねばいもの・かたいもの・もち・だんご・干菓子・生菓子などを食べてはいけない。

食をぬく

朝食がまだ十分消化していない時は、昼食をとってはいけない。点心《てんしん》（茶うけの菓子）などを食べてはいけない。昼食がまだ消化していなかったら夜食をしてはいけない。前夜に食べたものがまだどこおっていたら、翌朝食べてはいけない。あるいは分量を半分にし、酒や肉を中止する。およそ食べ過ぎを治すには、飲食をしないのが一ばんよい。飲食をたてば軽いのは薬を用いないでも治る。養生の道を知らない人、ことに婦人は知恵がなくて食のとどこおっている病気にも早く食をすすめるから、病気が重くなる。ねばい重湯などはことに害になる。みだりにすすめてはならない。病気によっては、一両日食べないでも害はない。ことに食い過ぎの病人はそうである。邪気がとどこおって腹いっぱいになっているからである。

煮たものは

煮すぎて、煮えたての味を失ったものと、まだ生煮えのものを食べてはいけない。魚を煮る時はよく煮ないといけない。煮すぎて煮えたての味を失ったものはまずく、とどこおりやすい。適度の煮方がある。魚をむすと長くむしても煮えたての味を失わない。魚を煮るときに水をたくさん入れると味がない。このことは李笠翁《りりゅうおう》（李漁、清初の文人）が『閑情寓寄《かんじょうぐうき》』という本に書いている。

調味料は

聖人は、食物に応じた醬《あえしお》がなかったならば召し上がらなかった。これが養生の道である。醬とはなめ味噌のことではなく、食物に加える調味料である。いまの日本の例をあげていうと、塩・酒・醬油・酢・蓼《たで》・生薑《しょうが》・わさび・胡椒《こしょう》・芥子《からし》・山椒などは、それぞれの食物に加えてちょうどよくなる調味料である。これを加えるのはその毒を抑えるのである。ただその味がよくなるだけが目的ではない。

飲食の欲は

飲食の欲は朝夕おこるから、貧乏なものも間違いを起こしやすい。まして富貴の人は美食をするから、傷つけられやすい。とくに用心しないといけない。中年以後、元気がへって、男女の色欲はしだいに衰えるけれども、飲食の欲はなくならない。老人は脾気が弱い。だから飲食に傷つけられやすい。老人が急に病気になって死ぬのはたいてい食い過ぎである。警戒すべきである。

新しいものを

いろいろの食べものは、みな新しい生気のあるものを食べるがよい。古くなって臭いが悪く、色も味も変わったものはみな気を塞いで、とどこおりやすい。食べてはいけない。

好きなものは

好きなものは脾胃の好きなものであるから、からだの補いになる。李笠翁も生まれつきたいへん好きなものは、薬とするがよいといった。もっとも理にかなったことだ。けれども好きなままに食い過ぎると、かならず傷つけられ、きらいなものを少し食べるのよりも悪い。好きなものを少し食べれば益があるだろう。

五つのものを

きれいなもの・こうばしいもの・もろくやわらかいもの・味の軽いもの・性のよいもの、この五つのものを好んで食べるがよい。益があって害が少ない。これに反するものは食べてはいけない。このことは中国の書にも書いてある。

弱っている人には

病気で弱っている人は、いつも魚や鳥の肉をおいしくして、少しずつ食べるがよい。参芪《じんぎ》で補うのよりもまさっている。性のよい生魚をよく煮、よくあぶって食べるがよい。塩をつけて一両日過ぎたのが一ばんよい。あまり長く日がたつと味がおちる。かつどこおりやすい。生魚の肉を味噌につけたのを焼いたり煮たりして食べるのもよい。夏はあまり長くもたない。

脾の弱い人は

脾の弱い人は生魚をあぶって食べるのがよい。煮たものよりもつかえない。小さい魚は煮て丸ごと食べるのがよい。大きな魚は焼いて食べるか、また酒《さか》しおを入れて熱し、生薑わさびなどを加え、煮汁によくひたして食べれば害はない。

切り身の大きさは

大きな魚は小さい魚より脂が多くつかえやすい。脾の弱い人はたくさん食べてはいけない。薄く切って食べればつかえない。大きい鯉《こい》・鮒《ふな》は切身を大きくするか、または丸煮をしたのは気を塞ぐ。薄く切るのがよい。大根・人参・南瓜《かぼちゃ》・かぶらなども厚く切って煮たのは、つかえやすいから、薄く切って煮るのがよい。

生魚は

生魚は味を上手につけて食べれば、生気があるから早く消化しやすくつかえない。煮すぎたり、ほして脂の多い肉、あるいは塩に長いことつけた肉は、みな生気がない陰物である。とどこおりやすい。この理を知らないで、生魚より塩漬をよいとしてはならない。

脂の多い魚は

たいへんなまぐさくて脂の多い魚を食べてはいけない。魚のはらわたは脂が多い。食べてはいけない。塩からはことにつかえやすく、痰を生じる。

さし身や鱠は

さし身や鱠《なます》は人によって手ごころを加えないといけない。酢は強すぎるのはいけない。冷え性の人は温めて食べるがよい。鮓《すし》は老人や病人は食べてはいけない。消化しにくい。

ことに未熟のもの、または熟しすぎて日をへたものは食べてはいけない。えびの鮓は毒がある。うなぎの鮓は消化しにくい。どちらも食べてはいけない。大きな鳥の皮、魚の皮の厚いのは、かたくて脂が多い。食べてはいけない。消化しにくい。

獣の肉は

日本人は胃腸が弱いから獣の肉はよくない。たくさん食べてはいけない。いか・たこなども多く食べてはいけない。消化しにくい。鶏の卵・あひるの卵の丸煮は気を塞ぐものである。俗にふわふわというい り卵はよろしい。肉も野菜も大きく切ったもの、または丸ごと煮たものはみな気を塞いでつかえやすい。

生きのいい魚は

生魚の生きのいいのに塩をうすくつけ、日にほし、一両日過ぎて少しあぶって、薄く切って酒にひたして食べるのは脾にさしつかえない。日がたったものはとどこおりやすい。

味噌は

味噌は性がやわらかで、腸胃を補うものである。たまり(味噌からしたたって生じた液)と醤油は味噌よりも性が鋭い。下痢をする人にはよくない。酢を多くとってはいけない。脾胃によくない。しかし積聚《しゃくじゅ》のある人は少し食べてもよろしい。濃い酢を多くとってはいけない。

野菜は

脾胃が弱くて生野菜をさけている人は、乾した菜を煮て食べるのがよい。乾菜《ほしな》のつくりかたをいうと、大根は冬にうすく切ってそのまま日にほす。蓮根・ごぼう・山芋・うどの根などは、どれもうすく切って煮てからほす。しいたけ・松露・いわたけもほしたほうがよい。松茸は塩づけもよい。ゆうがおは切って塩に一晩つけておいて、おしをかけてからほしたほうがよい。干瓢《かんぴょう》もよい。さつま芋の茎に熱湯をかけて日にほす。これみな弱い人の食べものとして適している。枸杞《くこ》・五加《うこぎ》・莧《ひゆ》*1・菊・薺《ちぐさ》・ひるがおの葉などは若葉を蒸して、煮て干したものを吸物にするか味噌にあえて食べる。菊花は生のままほす。どれも虚弱な人によろしい。葉が育ちきったものはかたい。海菜《みる》は冷性だから、老人や弱い人にはよくない。昆布をたくさん食べると気を塞いでしまう。

*1　枸杞は、なす科の落葉小灌木で、漢方では解熱に用いる。五加は、うこぎ科の落葉灌木で、葉は五片・七片の手のひらのような複葉、漢方では強壮剤として用いる。莧は、ひょう菜ともいい、ひゆ科の一年生の植物で、高さ一メートルほど、葉は卵形で食用とする。

気にいらぬ食物は

食べものの風味が自分の気に入らないものは養分にならない。かえって害になる。たとえ自分のために手を加えて作られた食物でも気に入らず、害になるものは食べてはいけない。またその味が気に入っても、前に食べた食事がじゅうぶん消化していないで、食べたくなかったら食べてはいけない。せっかく整えて出てきたものを、食べないのは悪いと思って食べるのはよくない。そばに使われている召使いなどに与えて食べさせれば、自分は食べないでも気持のいいものである。ほかの人によばれた席に行っても、気にくわないものは食べてはいけない。また味が気に入ったからといって、たくさん食べるのは一ばん悪い。

少しのがまん

およそ飲食をがまんするというのは、そんなに長い間ではない。飲食をする時しばらくの間欲をがまんすればよい。また分量も多いわけではない。飯は二、三口、副食は一、二片だけでもがまんして食べなければ害をまぬがれる。酒もまたそうである。たくさん飲む人でも少しがまんして、酔い過ぎにならぬようにすれば害がない。

脾胃の好きなもの

脾胃の好きなものと、きらいなものとを知って、好きなものを食べ、きらいなものを食べないようにする。脾胃の好むものとは何か。あたたかいもの・やわらかいもの・よく熟したもの・ねばり気のないもの・あっさりしたもの・煮えばなの新たに熟してきたもの・きれいなもの・新しいもの・香りのよいもの・性の平和なもの・五味（甘・辛・塩・苦・酸）のかたよっていないもの、これはみな脾胃の好きなものである。これは脾胃の養分になる。食べるがよい。

脾胃のきらいなもの

脾胃のきらいなものは生のもの・冷たいもの・かたいもの・ねばるもの・きたならしいもの・くさいもの・生煮えのもの・煮すぎて煮えばなのなくなったもの・煮てから時間がたったもの・果実のまだ熟していないもの・古くなって本来の味のなくなったもの・五味のかたよったもの・脂が多くてしつこいもの、これはみな脾胃のきらうものである。これを食らうと脾胃をそこねる。食べてはいけない。

胃の気のへるものは

酒食を過ごし、あるいは不定期に飲食し、生のものや冷たいもの、性が悪くて病気をおこすものを食べて、しばしば下痢をすると、かならず胃の気がへる。長期にわたって続けると、元気が衰えて命が短い。用心しなければならぬ。

三味を少なく

塩と酢と辛いものと、この三味を多く食べてはいけない。この三味をたくさん食べて、のどがかわいて湯を多く飲むと、湿ができて脾をそこねる。湯・茶・吸物をたくさん飲んではいけない。この三味をたくさん食べて、のどがひどくかわいた時は、葛粉か天花《てんか》粉《ふん》（黄からす瓜の根からとった澱粉）を熱湯にいれて飲んで、のどのかわきをなくするのがよい。これは湯を飲みすぎないためである。葛などのどろどろしたものは気をふさぐ。飲みすぎてはいけない。

腹がいっぱいになったら

酒食ののちに、酔って腹がいっぱいになったら、上を向いて酒食の気をげっぷにして出すがよい。手で顔や腹や腰をなでて、食気が循環するようにするがよい。

食後には

若い人は食後に弓を射、鎗《やり》や太刀《たち》を稽古し、からだを動かし歩行するのがよい。からだを動かしすぎてはいけない。老人もその気やからだに応じて、少し動いたほうがよい。脇息によりかかって、一ヵ所に長く楽な姿勢で坐っていてはいけない。気血をとどこおらせ飲食が消化しにくくなるからである。

老人などは

脾胃の弱い人や老人などは、もち・だんご・饅頭《まんじゅう》などの類《たぐい》の冷えてかたくなったのを食べてはならない。消化しにくい。干菓子や生菓子の類を食べる時はかげんしなければいけない。場合により、人によりたいへん害がある。夕食のあとはことに禁止すべきである。

薬酒は　古人が寒いころ毎朝性のおだやかな薬酒を少しのみ、立春以後はやめるがよいといっている。人によっていいだろう。焼酎《しょうちゅう》で造った薬酒は使ってはいけない。

少し食べて　肉は一きれ食べても十きれ食べても味は同じだし、果物も一粒食べても百粒食べても味は同じである。たくさん食べて胃をそこねるよりも、少し食べてその味を知り、からだに害がないほうがよい。

水を選ぶ　水はきれいで甘いのを好むべきである。きれいでなく味の悪いのは使ってはいけない。郷土の水によって人の天性が変わるわけであるから、水は一ばん選ばなければいけない。また悪水の混入した水は飲んではいけない。薬と茶を煎じる水はもっともよい水を選ばなければならない。

自然の水　天から降ってきた雨水は性がよい。毒がない。器にうけて薬と茶を煎じるのによろしい。雪の水はもっともよろしい〔以上のことは現在のように大気が汚染した場合にはあててはまらない地方もある」。屋根もりがして落ちてきた水は大毒がある。たまり水は飲んではいけない。たまり水が地をくぐってもれてきた水も飲んではいけない。井戸のそばに、汚れたたまり水があってはならない。土をくぐって井戸にはいることをさけるようにしなければならない。

湯は

湯は熱いのをさまして、ちょうどよくなった温度の時に飲むのがよい。半沸きの湯を飲むと腹がはる。

食が少ないと

食が少ないと脾胃のあいだにすきまがあって元気がめぐりやすく、消化しやすく、飲食したものがみなからだの養いになる。だから病気が少なくて、からだが強くなる。もし食が多くて腹いっぱいになると、元気のめぐるべき道をふさぎ、すき間がなくなって消化しない。だから飲んだり食べたりしたものがからだの養いとならない。とどこおって元気の道をふさぎ、循環しないで病気となる。ひどくなると苦しんで死ぬ。これは食いすぎて腹にいっぱいになり、気がふさがって循環しないためである。食後に病気がおこったり、あるいは急死するのはこのためである。およそ大酒・大食する人はきっと短命である。早くやめないといけない。繰り返していうが、老人は腸胃が弱いから、飲食にそこなわれやすい。たくさん飲食してはならない。こわいことだと思わないといけない。

食後の急病は

およそ人が食後に急に病気になって死ぬのは、たいてい飲食が過ぎて、腹いっぱいになり気を塞ぐからである。そういう時ははじめにまず生薑に塩を少し加えて煎じ、たくさん飲ませて、たくさん吐かせるのがよい。その後食べもののとどこおりを消し、気を循環させる薬を与えるがよい。これを卒中だと思って蘇合円《そごうえん》・延齢丹《えんれいたん》(いずれも救急薬)などをあたえてはいけない。結果がよくない。また少量でも食べものを早くあたえてはいけない。ことにねばい重湯などをあたえてはいけない。気がいよいよ塞がって死ぬ。一両日は何も食べさせないでもよい〔水は飲まさないといけない〕。この病気は食いすぎである。世間でよく間違って卒中とする。卒中の手当てをしたのでは合わない。

飢渇の時は

腹がへった時、あるいはのどがかわいた時、飢渇《きかつ》に任せて一時にたくさん飲食すると、腹いっぱいになって脾胃を傷つけ、元気をそこねる。飢渇の時は用心しなければいけない。また飲食したものがまだこなれないうちに、さらに重ねて早く飲食するととどこおって害になる。よく消化してから、食べたくなった時に食べるがよい。このようにすれば飲食はみな養いになる。

老人と子供には

四季ともに老人や子供は温かいものを食べるがよい。ことに夏は陰が潜在して内部にある。若く盛んな人も、温かなものを食べないといけない。生ものや冷たいものを食べてはならぬ。とどこおりやすく、下痢をおこしやすい。冷たい水をたくさん飲んではいけない。

夏には

夏に瓜類や生野菜をたくさん食べ、冷たい麺類をしばしば食べ、冷水を多く飲むと、秋になってかならず瘧痢《ぎゃくり》（熱のでる下痢）にかかる。およそ病気というものは、わけがなくておこることはない。前もって慎むがよい。

食後には

食後には湯茶をもって口を何度かすすぐのがよい。口の中がきれいになり、歯にはさまったものがとれる。つまようじを使うのは感心しない。夜は温かい塩茶をもって口をすすぐのがよい。歯が丈夫になる。口をすすぐのには中の下ぐらいの茶を用いるのがよい。これは蘇東坡《そとうば》（蘇軾《そしょく》、宋の詩人）の説である。

よその土地に行って

人がよその土地に行って水や土が変わって、水土になれず病気になることがある。そういうときはまず豆腐を食すると脾胃が整いやすい。これは李時珍《りじちん》（明末の医者）の『食物本草』の注に書いてある。

山の中の人は

山の中の人は肉食をすることが少ないから、病気が少なく命が長い。海辺や魚の多い地方にすむ人は、病が多くて命が短いと『千金方』に書いてある。

〔動物タンパクを多くとったものが短命とはいえない。中年以後脂肪の多い魚を多くとることを戒めたと考えたい〕

朝の粥

朝早く粥をぬくめて、やわらかくして食べると、腸胃を養い、からだを温め、つばきができる。寒い月にいちばんよろしい。これは張耒《ちょうらい》（北宋の詩人）の説である。

辛いものは

生薑・胡椒・山椒・蓼・紫蘇《しそ》・生大根・生葱《なまねぎ》などは食物の香りを助け、悪臭を除いて魚毒を除き、食気をめぐらすから、それぞれの食品に合った辛いものを少しずつ加えて毒を殺すのがよい。たくさん食べてはいけない。辛いものが多いと気をへらし、上にのぼり血液をかわかす。

副食は

朝夕食事をするたびに、はじめ一椀は、吸物ばかりすすって、副食を食べないと、ご飯のほんとうの味がわかっておいしい。あとで五味の副食を食べて気を養うがよい。はじめから副食をまぜて食べると、ご飯のほんとうの味がなくなる。あとから副食を食べると、副食が少なくて足りる。これはからだを養うによく、また貧乏をやりくりするのによい。魚・鳥・野菜などの副食を多く食べないで、飯の味のよいことを知るべきである。野菜や肉をたくさん食べると、飯のよい味がわからない。貧民は副食も肉も少なくて、ご飯と吸物ばかり食べているから、飯の味がよく食滞の害がない。

寝る時に

寝る時になって食がとどこおり、痰が塞がったら、少し消導《しょうどう》（痰切り）の薬をのむがよい。夜寝てから痰がのどにふさがるのはおそろしい。

点心

日が短い時、昼の間に点心を食べてはならない。日が長い時も、昼は多く食べないほうがよろしい。

晩食は

晩食は朝食よりも少なくするがよい。副食も少ないのがよろしい。

煮たものは

いっさいの煮たものはよく煮えてやわらかなものを食べるがよい。かたいもの、まだ煮えてないもの、煮すぎて煮えたての味のなくなったもの、口に合わないものは食べてはいけない。

客となった時は

自分の家では飲食の程度に気をつけることができる。よその宴会では料理や煮えかたの節度が自分の思うようにいかない。副食も品が多くて食べすぎになりやすい。客となってはとくに飲食の節度を慎むがよい。

食後の力わざは

食後に力わざをしてはいけない。急いで道を歩いてはいけない。また馬をはしらせたり、高いところにのぼったり、険しい路をのぼってはいけない。

巻四

飲食 下

蘇東坡がいうに

蘇東坡がいうには、「早晩（朝晩）の飲食、一爵一肉（一ぱいの酒、一片の肉）に過ぎず。尊客あればこれを三にす。へらすべくしてますべからず。我をよぶ者あれば是を以てつぐ。一に曰く、分を安んじて以て福を養う。二に曰く、胃を寛《ゆる》くして以て気を養う。三に曰く、費《つい》えをはぶきて以て財を養う」と。東坡のこの方法は、倹約と養生のため両方ともそうしたほうがよろしい。

副食は一品に

朝夕に副食は一品にするがよい。そのうえになめ味噌か、肉醢《ししびしお》（塩から）か、あるいは漬物かを一品加えてもよい。吸物は金持でもいつもただ一種類でよい。客をもてなすのに二つ用いるのは、本汁がもし気にいらなかったら、二の汁を使用するためである。いつもは無用のことである。唐の高侍郎《こうじろう》（高釴《こうよく》、唐の官僚）という人は、その兄弟で吸物と肉を二品使わず、朝夕一品だけ使った。晩食にはただ葍匏《ふくほう》を食べる。葍匏とは大根とゆうがおのことである。范忠宣《はんちゅうせん》（范純仁、北宋の政治家）といった金持も、ふだん副食に肉を二度続けて使わない。その倹約・着生二つとも手本とすべきである。

〔これは老年期にはよいが、成長期・青壮年期では動物タンパク不足になる恐れがある〕

味のすぐれた野菜は

松茸・筍・豆腐など味のすぐれた野菜は、ただ一種煮て食べるがよい。ほかのものとたき合わせると味が悪くなる。李笠翁《りりゅうおう》が『閑情寓寄』のなかでこういっている、「味あしければ腸胃に相応せずして、養とならず」

餅とだんごと

餅・だんごの新しくつくったものを、もう一度煮たりあぶらないでそのまま食べるのは消化が悪い。蒸したのよりも煮たほうがやわらかで消化しやすい。餅は数日たってから焼いたり煮たりして食べたほうがよい。

朝食と晩食と

朝食がしつこいものであったら、晩食はかならず淡泊なものがよい。晩食が量が多かったならば、翌朝の食事は軽くするがよい。

新しいものを

いろいろの食物は陽気の生気のある新しいものを食べるがよい。毒がない。日がたって陰気の鬱滞《うったい》したものは食べてはいけない。害がある。煮すぎて煮えたての味をなくしたものも同じである。

食物の陰と陽

いっさいの食べもので陰気の鬱滞したものは毒がある。食べてはいけない。『論語』の郷党篇に書いてある、聖人の召し上がらなかったものはみな陽気を失って陰物となったものである。穀・肉などふたをして時がたつと、陰鬱の気によって味が変わる。魚や鳥の肉などを長くおいたもの、また長く塩に漬けておいたものは、色・臭い・味が変わる。これはみな陽気を失ったのである。野菜など時間がたつと生気を失って味が変わる。これはみな陰物である。腸胃に害がある。害がないにしても養いにならない。水など新たに汲んだものは陽気盛んで、生気がある。時間がたつと陰物になって生気を失う。いっさいの飲食物が生気を失って、味と臭いと色が少しでも変わったものは食べてはいけない。干して色が変わったのと、塩につけて損じないようにしたものとは陰物ではない。食べて害がない。しかし乾物の気のぬけたのと、ながく塩漬にして、色・香・味の変わったものはみな陰物である。食べてはいけない。

陰物には

夏の暑い時、ながくふたをしておいて、熱気にむれて鬱したもの、味の悪くなったものを食べてはいけない。冬に霜にうたれた菜、また軒の下に生えた菜、どちらも食べてはいけない。これみな陰物である。

瓜は

瓜は風の涼しい日および、秋の冷えびえとした日に食べてはいけない。ごく暑いときだけ食べるがよい。

火毒を去るには

あぶり餅・あぶり肉は一度あぶったものをまた熱湯に少しひたして、火毒を去ってから食べたほうがよい。そうでないと唾液をかわかす。またよく喉の病気をおこす。

茄子は

本草などの本に茄子は性このましからずと書いてある。生なものは毒があるから食べてはいけない。煮たものも瘧痢《ぎゃくり》（熱を伴う下痢）・傷寒《しょうかん》（熱性の病気）などにはことによくない。ほかの病気には皮をむいて切ってから米のとぎ汁にひたして、一晩か半日たってやわらかに煮て食べれば害がない。葛粉は水にこねて切って細かい条《すじ》にし、水で煮、また味噌汁にけずりがつおを加えて、もう一度煮て食べる。下痢を止め、胃を補う。保養によい。

胃弱の人は

胃弱の人は大根・人参・芋・山芋・ごぼうなどをうすく切ってよく煮て食べればよい。きれが大きく厚いのと煮方が十分でないのとはともに脾胃《ひい》をそこなう。一度うす味噌か、うすい醬油で煮て、その汁にひたしておいて、半日か一晩たって、ふたたび前の汁で煮ると大きく切ったものも害がない。味もよい。鶏肉・猪肉などもこのようにして調理するがよい。

大根は

大根は菜のなかでいちばん上等である。いつも食べるがよい。葉のこわいところをとりのぞいて、やわらかい葉と根とを味噌でよく煮て食べる。脾を補って痰を去り、気を循環させる。大根の生の辛いのを食べると気がへる。しかし食滞のあるときは少しくらい食べても害がない。

菘は

菘《な》は京都でいうはたけ菜、水菜でいなかの京菜のことである。かぶらの類である。世間で誤ってほりいりなと訓をつける。味はよいけれどもその性はよくない。仲景《ちゅうけい》は「薬中に甘草ありて、菘を食えば病除かず。根は九、十月の頃食えば味淡くして可なり。うすく切りてくらうべし。あつく切りたるは気をふさぐ。十一月以後胃虚（胃弱）の人くらえば滞塞《たいそく》す」といっている。

菓子は

いろいろの果物・干菓子などはあぶって食べれば害はない。味もよい。まくわ瓜は種をとって蒸して食べる。味がよくて胃をそこねない。熟柿《じゅくしがき》も木練《こねり》（木であまくなる柿）も皮とともに熱湯であたためて食べるがよい。乾柿はあぶって食べるがよい。どれも脾胃の弱い人にも害がない。梨子は大寒である。蒸して煮て食べれば性はやわらぐが、胃の冷たくなる人は食べてはいけない。

病気の時は

人の病気によって食べてよいもの悪いもの、それぞれ異なっている。よくそのものの性を考えて、その病気にしたがって精《くわ》しくよいものと悪いものとをきめるがよい。また婦人が懐胎している間は、食べてはいけないものが多い。かたく守らせるがよい。

豆腐には

豆腐には毒があって気をふさぐ。しかし新しいのを煮て、煮えたての味のなくならないときに早く取りあげて、生大根のおろしたのを加えて食べれば害がない。

前食と後食と

前食がこなれないうちにあとの食をつづけて食べてはいけない。

薬をのむときは

薬をのむときはあまいもの・脂こいもの・獣肉・いろいろの果物・餅・だんご・生のもの・冷たいもの・すべて気をふさぐものを食べてはいけない。服薬の時多く食べると薬の力がとどこおってきかない。酒はただ一盞《さん》にとどめておくのがよい。補薬を飲む日は、ことさらにこれらのものをさけるがよい。およそ薬をのむ日は、淡泊なものを食べて、薬の効きめをたすけるがよい。味の濃いものを食べて薬の力を損じてはいけない。

甘い野菜は

大根・菘・山芋・芋・くわい・人参・南瓜《かぼちゃ》・白葱などの甘い野菜は大きく切って煮て食べると、つかえて気をふさぎ腹痛をおこす。うすく切るがよい。あるいは辛いものを加えたり、ものによっては酢を少し加えるのもよい。もう一度煮たほうがよいことは前に書いた。またこういうものは一時に二、三品も食べてはいけない。また甘い菜の類やおよそつかえやすいものは続けて食べてはいけない。生魚や肥えた肉やおいしいものを続けて食べてはいけない。

薑は

薑《はじかみ》（筆しょうが）を八、九月ごろに食べると、翌年の春目が悪くなる〔これは確証があると思えない〕。

醬油で煮たものは

豆腐・こんにゃく・山芋・芋・くわい・蓮根などの類を醬油で煮たものは、すでに冷たくなってしまったものは食べてはいけない。

夜あけに腹が鳴ると

暁のころに腹の中がごろごろ鳴って、食がつかえて、腹の中が不愉快であったら朝食をへらすがよい。気をふさぐものや、肉・果物などを食べてはいけない。酒を飲んではいけない。

酒を飲んだあと

酒を飲んだあと酒気が残っていたら、餅・だんご・穀物・干菓子・果物・あま酒・にごり酒・脂こいもの・甘いもの、気をふさぐものを飲食してはいけない。酒気がまわってさめてから飲食をするがよい。

かたい肉は

鳥獣のかたい肉は前の日から醤油および味噌汁で煮て、その汁を使って翌日ふたたび煮れば、大きく切ったものもやわらかくなって味がよい。とどこおらない。大根もまた同じである。

鶻突羹は

鶻突羹《こっとつこう》は鮒をうすく切って山椒などを加え、味噌で長く煮たものをいう、脾胃を強くする。脾の弱い人・血便する病人などによろしい。切身の厚いのは気をふさぐからよくない。

果物の種は

およそいろいろの果物の種はまだ熟してないのを食べてはいけない。果実のなかには双葉の仁のあるものがあるが、これには毒がある。山椒の口をとじて開かないのには毒がある。

怒ったあと

怒ったあと食事をしてはいけない。食後に怒ってはいけない。心配事をしながら食べてはいけない。食べてからあと心配してはいけない。

まだ消化しないうちに

腹の中の食がまだ消化しないうちに、また食べると性のよいものも毒になる。腹中がからになってから食べるがよい。

寒い夜は

夜の長い時、寒さの激しい時、もし夜に飲食して寒さを防ごうとしたら、夕食の酒や飯を数口へらすがよい。またやむをえないで人に招かれたり、夜話に人のところへ行ってごちそうになるのなら、晩飯を前もってへらしておくがよい。このようにして夜飲食を少なくすればからだをそこねない。夜食は朝晩の食よりも食欲がすすみやすい。心に任せて存分に食べてはいけない。

塩気を少なく

朝夕の食事に塩気を少なくすると、のどがかわかず湯茶を多く飲まない。脾に湿を生じないで、胃から気が発生しやすい。

外国人と日本人と

中国や朝鮮の人は脾胃が強い。飯を多く食べ六畜(馬・牛・羊・犬・豚・鳥)の肉を多く食べても害がない。日本人はこれと違って、穀類をよく食べるから、畜肉を食べるとからだを損じやすい。これは日本人が外国人より体気が弱いためである。

空腹の時に

空腹の時に生の果物を食べてはいけない。つくり菓子を多く食べてはいけない。脾胃の陽気を損じるからである。

疲れた時に

ひどく疲れた時に多く食べると、きっと眠りたくなる。食べてすぐ横になって眠ると、食気がふさがって循環しない。消化しにくくて病気になる。だからひどく疲れた時は食べてはいけない。少し疲れがぬけたあとで食べるがよい。食べてすぐ眠らないためである。

飲食の患い

『古今医統《ここんいとう》』（明の医者徐春甫の著書）に「百病の横夭《はやじに》は多く飲食による。飲食の患《うれ》いは色欲に過ぎたり」とある。色欲は絶つことができるが、飲食は半日も絶つことができない。だから飲食のためにからだをそこねることが多い。食が多いと積聚《しゃくじゅ》となり、飲みものが多いと痰がたまりやすくなる。

病人がほしがるときは

病人のひどく食べたがるものがある。食べて害になるもの、また冷水などは願いをきいてやることができない。しかし病人がきわめてほしがるものを、のどにのみこまないで、舌で味わわせてその願いを果たしてやるのも、志を養う養生の一つの術である。およそ飲食を味わって知るのは舌であって、のどでない。口の中でかんで、しばらくふくんで舌に味わってのちはのどにのみこむのも、口から吐き出すのも味を知ることでは同じである。穀類・肉・吸物・酒は腹に入って臓腑を養う。このほかの食は養いのためではない。のどにのまず、腹に入らないでもかまわない。食べて身に害のある食物でも、のどに入れず口から吐き出せば害はない。冷水も同じである。しばらく口にふくんで、舌で味をみて吐き出せば害がない。水をふくめば口中の熱をさり、歯牙をかたくする。しかし欲が深くて自制心のない人にはこの方法は用いられない。

多く食べてはいけないものは

多く食べてはいけないものは次のとおりである。いろいろの餅・だんご・ちまき・干菓子・冷麺・麺類・饅頭・そば・砂糖・あま酒・焼酎・小豆・酢・醤油・鮒・どじょう・蛤《はまぐり》・うなぎ・えび・たこ・いか・生および干ものの鯖《さば》・ぶり・塩から・鯨・生大根・人参・山芋・菘根《なのね》・かぶら・脂こいもの・しつこいもの。

老人・弱い人の食べてはいけないものは

老人・弱い人の食べてはいけないものは次のとおりである。いっさいの生もの・冷たいもの・かたいもの・ねばいもの・脂こいもの・冷たい麺類・冷えてかたい餅・だんご・ちまき・冷たい饅頭とその皮・かたいご飯・生味噌《なまみそ》・あま酒の出来のよくないのと冷たいあま酒。鯨・いわし・しび・かます、いろいろの生の果実、みな脾胃の発生の気を害する。

普通の人の食べてはいけないものは

普通の人の食べてはいけないものは、生で冷たいもの、かたいもの、まだ熟していないもの、ねばいもの、古くて味の変わったもの、製法が心に叶わぬもの、塩からいもの、酢の過ぎたもの、煮えばなの味のなくなったもの、臭《にお》いの悪いもの、色の悪いもの、味の変じたもの、魚の身の古くなったもの、肉の腐敗したもの、豆腐の日がたったものと味の悪いものと煮えばなの味を失ったものと冷えたもの、素麺に油がはいったもの、すべて生煮えのもの、灰《あく》のある酒、酸味のある酒、まだ時がこなくて熟していないもの、すでに時期の過ぎたものは食べてはいけない。夏の雉《きじ》は食べてはいけない。魚・鳥の皮のかたいもの、脂の多いもの、ひどくなまぐさいもの、魚の両方の目が同じでないもの、腹の下に丹の字の入ったもの、鳥が自然に死んで足が縮んでいるもの、もろもろの獣の毒矢にあたったもの、毒を食って死んだ鳥、肉の干もの、雨だれ水にぬれたもの、米びつの中に入れておいた肉、肉汁を器に入れておいて気を閉じ込めたもの、みんな毒がある。肉、干した肉ならびに塩につけた肉の夏をへて臭いと味の悪くなったのはみな食べてはいけない。

食医の官

むかし中国に食医という官があった。食養生によって百病を治すという。いまでも食養生がなくてはならぬ。ことに老人は脾胃が弱い。食養生がもっともよい。薬を使うのはやむをえない場合のことである。

食い合わせ

食い合わせていけないものがたくさんある。その主なるものをここに記そう。豚肉に、生薑《しょうが》・蕎麦《そば》・胡荽《こずい》・炒豆《いりまめ》・梅・牛肉・鹿肉・すっぽん・鶴《つる》・鶉《うずら》がいけない。牛肉に、黍《きび》・韮《にら》・生薑・栗がいけない。兎肉《うさぎにく》に、生薑・橘《たちばな》の皮・芥子《からし》・鶏・鹿《しし》・かわうそがいけない。鹿に、生菜・鶏・雉・蝦《えび》がいけない。鶏肉と卵とに、芥子・蒜《にんにく》・生葱・糯《もち》米《こめ》・李子《すもも》・魚汁・鯉魚《こい》・兎・かわうそ・すっぽん・雉がいけない。雉肉に、蕎麦・木耳《きくらげ》・胡桃《くるみ》・鯽魚《ふな》・鮎魚《なまず》がいけない。野鴨《かも》に、胡桃・木耳がいけない。鴨《あひる》の卵に李子・すっぽんがいけない。雀肉《すずめにく》に、李子・なめ味噌。鯽魚に、芥子・蒜・餹《あめ》・鹿・芹《せり》・鶏・雉がいけない。魚の酢《すし》に麦のなめ味噌・蒜・緑豆《ぶんどう》。すっぽんに、莧菜《ひゆな》・芥菜《からしな》・桃・鴨《あひる》肉《にく》がいけない。蟹《かに》に、柿・橘・棗《なつめ》。李子に蜜はいけない。橙《だいだい》・橘にかわうそがいけない。棗には葱がいけない。枇杷《びわ》に熱い麺類がいけない。楊梅《やまもも》に生葱。銀杏《ぎんなん》に鰻《うなぎ》がいけない。瓜類に油餅。黍・米に蜜がいけない。緑豆に榧《かや》の実を合わせ食べると死ぬ。莧にわらび。乾筍に砂糖。紫蘇《しそ》の茎葉と鯉。草石蚕《ちょうろぎ》（しそ科の多年生植物）と魚類。なますと瓜や冷たい水。菜瓜となますを一緒に食べてはいけない。酢につけた肉に毛髪が入っているのは害になる。麦のなめ味噌と蜂蜜を一緒に食べてはいけない。しろ瓜と酢につけた肉。酒のあとに茶を飲んではいけない。腎をそこねる。酒のあとで芥子や辛いものを食うと筋骨がゆるくなる。茶と榧とを同時に食うとからだがだるくなる。日本で一般にいうが、わらびの粉を餅として緑豆をあんにして食べると人を殺す。また、このしろを棉の種の火でやいて食べると人を殺す。また胡椒と沙菰米《さごへい》（サゴヤシからとった澱粉）と一緒に食べると人を殺すという。また、胡椒と桃・李・楊梅とを一緒に食べてはいけない。また、松茸を米びつに入れておいたものを食べてはいけないという。また南瓜《かぼちゃ》をなますに合わせて食べてはいけないという。

薬と合わぬ食物

黄芪《おうぎ》をのんだ人は酒をたくさん飲んではいけない。甘草を飲んだ人は菘を食べてはいけない。地黄をのむのには大根・にんにく・葱の三つの白いものをさける。菘はかまわない。荊芥《けいがい》をのむのには生魚をさける。土茯苓《さんきらい》をのむときには茶はいけない。すべてこれらのことはかたく禁じないといけない。薬と食物とがたがいに禁忌なのは自然の理である。番木鼈《まちん》*1で鳥を殺し、磁石が針を吸いつけるのもみな天然の性である。この理を疑ってはいけない。

*1 荊芥は、あたり草といい、しんけい科の植物で種子を薬用とする。土茯苓は、ゆり科の植物で根茎を薬用とする。番木鼈は、まちん科の植物で、種子を薬用とする。

不潔な食べものは

いっさいの食物のうちで畠にできた菜はいちばんきたない。その根や葉にながくしみこんだ人糞の肥料は急にはとれない。水桶をきめておいて水をたくさん入れて菜をひたし、上におもりをおいて、一夜か一日おいてとりだし、刷子《はけ》でその根・葉・茎をよくこすって洗い、きれいにして食べるがよい。このことは近年、李笠翁の本にもみつけた。中国では神を祭るのに畠の菜を用いないで、山や川でできた自然の菜を使うという。畠でできた野菜でも、瓜・茄子《なすび》・ゆうがお・冬瓜などはきたなくない。

飲酒

酒は天の美禄

酒は天の美禄《よいさずかりもの》という言葉がある。少し飲めば陽気を補助し、血気をやわらげ、食気をめぐらし、愁いをとり去り、興をおこしてたいへん役にたつ。またたくさん飲むと酒ほど人を害するものはほかにない。ちょうど水や火が人を助けると同時に、またよく人に災をするようなものである。邵堯夫《しょうぎょうふ》（邵雍、北宋の学者、宋学の提唱者）の詩に「美酒飲みて微酔せしめて後」とあるのは、酒を飲むの妙をいい得ていると李時珍がいった。少し飲んで、少し酔ったのは酒の禍がなく、酒の快感を得て楽しみが多い。人の病気で酒のためにおこるものが多い。酒をたくさん飲んで飯を少ししか食わぬ者は命が短い。このようにたくさん飲むと天の美禄でかえって身をほろぼす。悲しいことである。

酒は適量に

酒を飲むのには各人に適量というものがある。少し飲めばためになり、多く飲めば害になる。生まれつきまじめな人もたくさん飲めば欲ばりになって見苦しく、ふだんの心を失って乱れる。言葉も行ないも気が狂ったようになって、ふだんとは似ても似つかぬものになる。よく反省して慎むべきである。若い時から早く反省して、自分を戒め、父兄も早く子弟を戒めるがよい。習慣になると性となってしまう。くせとなっては一生改まらない。生まれつき飲む量の少ない人は、一、二杯飲めば酔って気持よくなり楽しい。たくさん飲む人とその楽しみは同じである。たくさん飲むのは害が多い。白楽天の詩に「一飲一石なる者は、徒《いたずら》に多を以て貴しとなす。その酩酊の時に及んで、我とまた異なることなし。笑って謝す多飲の者。酒銭徒に自ら費やす」（一度に一石飲む人はたくさん飲めるのがえらいと思っているが、酔っぱらえば同じじゃないか。ありがとう大酒飲みさん。君はお金を損したね）といっているのはもっともなことである。

すき腹の酒は

一般に酒は朝夕の食後に飲むのがよい。昼と夜との空腹時に飲んではいけない。みな害がある。朝空腹の時に飲むと、とくに脾胃をきずつける。

酒の温度は

およそ酒は夏冬とも、冷たくして飲んでもよくないし、熱くしすぎて飲んでもよくない。なまぬるい酒を飲むのがよい。熱い酒は気がのぼる。冷たい酒は痰を集め、胃をそこなう。丹渓は「酒は冷飲に宜し」といった。しかし多くのむ人が冷酒を飲むと脾胃をこわす。少し飲む人も、冷酒を飲むと食気をとどこおらせる。およそ酒を飲むのはその温かい気をかりて、陽気を補助し、食のとどこおったのをめぐらすためである。冷酒を飲むとこの二つの利益がない。ぬるい酒が陽をたすけ、気をめぐらすのに及ばない。

燗ざましの酒は

酒を温めすぎて煮えばなを失ったもの、あるいは温めてから時が過ぎて冷たくなったもの、二度温めて味の変わったもの、みな脾胃をそこなう。飲んではいけない。

酒を人にすすめるには

酒を人にすすめる時、とくにたくさん飲む人も、程度をこすと苦しくなる。もしその人の酒量を知らなかったら、少しすすめてみるがよい。その人がことわって飲まなかったら、その人に任せて、みだりに強制せず早くやめたほうがよい。量がたりなくて、不機嫌なのは害はない。飲みすぎると人に害がある。客に御馳走を出しても、むやみに酒をすすめて苦しませるのは人情に欠ける。深酔いさせてはならない。客は主人がすすめなくても、常よりも少し多く飲んで酔うであろう。主人は酒をむやみにしいず、客は酒をことわらずに、ちょうどよく飲んで、喜びを合わせて楽しむのが、これが一ばんいいだろう。

どぶろくとあま酒と

町で売っている酒で灰《あく》を入れたものは毒がある。酸味があるものも飲んではいけない。酒が日がたって味が変わったものも毒がある。飲んではいけない。濁酒《どぶろく》の濃いのは脾胃にとどこおって気をふさぐ。飲んではいけない。おいしいまぜもののない酒を、朝夕食後に少し飲んで少し酔うのがよい。あま酒は清潔に作ったものであるならば、少し熱くして飲めば胃を丈夫にする。悪いあま酒を冷たいまま飲んではいけない。

酒と寿命

『五湖漫聞《ごこまんぶん》』*1という本に、たくさんの長生きをした人の名前と年齢をのせて、「その人の老に至りて衰えず。これを問うに皆酒を飲まず」とある。いま、自分の地方の人はどうかと思って、調べてみると、とくに長生きした人は十人のうち九人はみな酒を飲まない人である。酒を多く飲む人で長命なのはまれである。酒はほろ酔いかげんに飲めば長生きの薬となる。

*1 明の張本（号は五湖漫士）の随筆集。その中に張翁一一三歳・王瀛洲一三〇歳・毛間翁一〇三歳・楊南峯八十九歳など高年の人があげられている。

酒とともに

酒を飲むときに甘いものはいけない。また酒を飲んだあとに辛いものもいけない。人の筋骨をゆるくするからである。酒を飲んだのちに焼酎を飲んではいけない。両方を一度に飲むと、筋骨をゆるくし、わずらい苦しむものである。

焼酎は大毒

焼酎は大毒がある。たくさん飲んではいけない。火をつけて燃えやすいのをみても、ひどく熱があることがわかる。夏は伏陰《ふくいん》が体内にあり、また服装も開放的で酒毒が早く肌にもれやすいから、少し飲むくらいなら害はない。ほかの月には飲んではいけない。焼酎で造った薬酒はたくさん飲んではいけない。毒にあてられる。薩摩のあわもり、肥前の火の酒は、いっそうきつく舌をさして熱い。異国からきた酒を飲んではいけない。性《しょう》がわからず怪しいからである。焼酎を飲む時も、飲んだあとにも熱いものをたべてはいけない。辛いものや焼味噌などを食べてはいけない。熱湯を飲んではいけない。大寒の時も焼酎をあたためて飲んではいけない。大いに害がある。京都の南蛮酒も焼酎で作ったのだから、焼酎と同じ注意がいる。焼酎の毒にあたったならば緑豆《ぶんどう》の粉・砂糖・葛の粉・塩・紫雪《しせつ》などをみな冷たい水でのむがよい。熱い湯でのんではいけない。

飲茶　付たばこ

茶を飲むには

茶は上代にはなかったが、中世に中国から渡ってきた。その後人から愛されて日用欠くことができないものとなった。性は冷であって気を下し、眠りをさます。陳蔵器《ちんぞうき》（唐時代の医者）は長く飲むとやせてあぶらをもらすといった。母炅《ぼけい》・蘇東坡・李時珍など茶の性はよくないといった。しかし、現在は朝から晩まで日々茶を飲む人が多い。飲むことが習慣になると、からだをそこなわないのだろうか。気を冷やすものであるから、一時にたくさん飲んではいけない。抹茶は使う時にあたって炒《い》ったり煮たりしないから強い。煎茶は用いる時に炒って煮るからやわらかである。だからいつもは煎茶を飲むのがよい。食後に熱い茶を少し飲んで食を消化させ、渇きをいやすのがよい。塩を入れて飲んではいけない。腎を悪くする。空腹の時に茶を飲んではいけない。脾胃をそこねる。濃い茶は多く飲んではいけない。新しくできた気をそこなう。中国の茶は性が強い。これは製造の時に煮ないからである。弱い人・病人は今年できた新茶を飲んではいけない。眼病・上気・下血・下痢などの病をおこす。正月から飲むがよい。人によってその年の九月・十月より飲みはじめても害がない。新茶の毒にあたったら香蘇散《こうそさん》・不換金正気散《ふかんきんしょうきさん》*1などを症状に応じて使う。あるいは梅干・甘草・砂糖・黒豆・生薑などを使ってもよい。

*1　香蘇散は、香附子・紫蘇・甘草・生薑・陳皮を主成分とし、風邪によくきく。不換金正気散は、蒼朮・厚朴・陳皮・半夏・藿香・甘草などを主成分とし、熱病にきく。

茶と酒と

茶は気を冷やすもので、酒は気を温めるものである。酒は気をのぼせ、茶は気を下す。酒に酔えば眠り、茶を飲めば眠りがさめる。その性は反対である。

茶をたくさん飲むと

吸物も湯茶もたくさん飲んではいけない。たくさん飲むと脾胃に湿ができる。脾胃は湿をきらう。湯茶・吸物を飲むことを制限すると、脾胃の陽気がさかんに発して、顔色が光って美しくなる。

茶も水をえらんで

薬と茶を煎ずるには水を選ばなければならない。きれいで味の甘いのをよしとする。

雨水を用いても味がよい。雨の中にきれいな容器を庭において とる。地水よりもよい。しかしこれは長くもたない。雪水がもっともよい。

茶を煎ずるには

茶を煎ずる法。弱い火で炒って、強い火で煎じる。煎じるのに、堅い炭のよく燃えたものをさかんにおこして煎じる。たぎりあがる時に冷水をさす。このようにすると茶の味がよい。強い火で炒ってはいけない。ぬるく、やわらかな火で煎じてはならない。右はみな中国の本（唐の陸羽の『茶経』）に書いてある。湯のわく時薏苡《よくい》（じゅずだま）の生葉を加えて煎じると香がいちばんよい。性もよくなる。『本草』に、「暑月煎じ飲めば、胃を暖め気血をます」と書いてある。

奈良の茶

大和の国ではすべて奈良茶を毎日飲む。飯に煎茶をそそぐのである。小豆《あずき》・ささげ・そら豆・緑豆《ぶんどう》・陳皮（みかんの皮）・栗・むかごなどを加えてたてる。食欲をよくし、胸のとおりをよくする。

たばこは

たばこは近年、天正・慶長のころ外国から渡ってきた。淡婆姑《たんばこ》は日本語ではない。外国語である。近世の中華の書にたくさん書いてある。また煙草ともいう。朝鮮では南草という。日本でこれを莨若《ろうとう》とするのは間違っている。莨若は別のものである。たばこには毒がある。煙をのんで目がまわってたおれることがある。習慣になると大した害はなく、少しは益があるというけれども、損のほうが多い。病気になることもある。また火災の心配がある。習慣になるとくせになって、いくらでもほしくて後になってはやめられない。することが多くなり、家の召使いを骨折らせてわずらわしい。はじめからのまないのにこしたことはない。貧民は失費が多くなる。

慎色欲

腎を養うには

『素問《そもん》』に「腎《じん》は五臓の本」とある。それならば養生の道は腎を養うことを重んじなければならない。腎を養うことは薬をたよりにしてはならない。ただ精気を保存してへらさず、腎気を収めて動かしてはならない。『論語』に「若き時は血気方《まさ》に壮《さかん》なり。これを戒むること色に在り」とある。聖人の戒めは守らなければならない。血気盛んなのに任せて、色欲をほしいままにすると、かならず礼法にそむき、法にはずれ、恥辱をうけて面目を失うことがある。あとになって後悔してもかいがない。あらかじめ後悔しないように、礼法をかたく慎むがよい。まして精気をついやして元気をへらすのは寿命を短くするもとである。恐るべきことである。年の若い時から、男女の欲ふかくして、精気を多くへらした人は、生まれつきは盛んであるけれども、下部《しも》の元気がすくなくなり、五臓の根本が弱って、きっと短命である。慎まなければならぬ。飲食と性欲は人の大欲である。つい抑えられなくなるから、この二事はもっともかたく慎まねばならぬ。これを慎まないと脾腎の真気がへって、薬や食で補っても効果がない。老人はことに脾腎の真気を保養しなければならぬ。薬のちからをたのんではいけない。

『千金方』にいう周期

男女の交接の周期は、孫思邈《そんしばく》が『千金方』に書いている。「人、年二十の者は四日に一たび泄《も》らす。三十の者は八日に一たび泄らす。四十の者は十六日に一たび泄らす。五十の者は二十日に一たび泄らす。六十の者は精をとじて泄らさず。もし体力さかんならば、一ト月に一たび泄らす。気力すぐれて盛んなる人、欲念をおさえこらえて久しく泄らさざれば、腫物《はれもの》を生ず。六十を過ぎて欲念おこらずば、とじて泄らすべからず。わかくさかんなる人も、もし能く忍んで、一ト月に二度泄らして、欲念おこらずば長生なるべし」と。いま考えてみるのに『千金方』にいっているのは、一般の人に通用する大体の法則である。もし生まれつき虚弱な人や、食の少なくて力の弱い人は、この周期にかかわらず、精気を惜しんで交接を少なくするのがよい。色欲のほうに心をとられると、悪いことはくせになってやまない。法則を無視した態度は恥じなければならぬ。しまいには身を失うにいたる。慎まねばならぬ。『千金方』に二十歳以前のことをいっていないのは意味のあることであろう。二十歳以前は、血気が発生して、まだかたまっていないから、この時にしばしば泄らすと発生した気をそこねて、一生の根本が弱くなる。

若く盛んな人は

若く盛んな人は、とくに性欲をかたくつつしんで過ちの少ないようにするがよい。欲望をおこさないで、腎気を動かしてはいけない。房事を気持よくするために烏頭附子《うずぶし》（とりかぶとの新しい根）などの熱薬（興奮剤）を飲んではいけない。

二十まえは

『達生録《たっせいろく》』に曰く「男子、年いまだ二十ならざる者、精気いまだ足らずして、欲火うごきやすし」と。たしかに交接を慎むがよい。

房中補益の説

孫真人の『千金方』に、房中補益《ぼうちゅうほえき》（房中で役に立つこと）の説というのがある。「年四十に至らば房中の術を行なうべし」といって、たいへん細かいことが書いてある。その大意は、四十以後は血気がしだいに衰えるから、精気を泄らさないで、ただしばしば交接する。このようにすると元気がへらず、血気がめぐって補益となるという意味である。孫思邈がいったことを推察してみると、四十以上の人は血気がまだそんなに衰えておらず、枯木や炭のようなものではない。情欲をがまんできない。しかし精気をしばしば泄らすと大いに元気をついやすから、老年の人にはよくない。そこで四十以上の人は交接のみしばしばにして、精気を泄らしてはならない。四十以後は腎気がしだいに衰えるから、泄らさなくても、壮年のように精気が動かずとどこおるということはない。この法は行ないやすい。この法を行なえば泄らさずして、情欲は満足させられる〔現在の医師の多くは中絶による欲求不満を重くみるからこの方法をすすめないだろう〕。だからこの方法は気を循環させて、精気を保つよい方法であろう。四十歳以上なお血気がひどく衰えないときは、性欲を絶つことはがまんできないだろう。がまんすればかえって害がある。だが年とってからしばしば泄らすと大いに害がある。だから時によってこの法を行ない、性欲をしずめ、精気を保つべしというのであろうか。これによって精気を使わないなら、しばしば交接しても、精も気も少しも泄れず、その場の性欲は収まるであろう。これは古人の教えで、性欲のたちがたいのを抑えないで、精気を保つよい方法であろう。

人のからだは脾胃の養いを本とするけれども、腎気が堅固で盛んな時は、丹田の火は蒸しあげて、脾土の気もまた暖かくなり盛んになる。そこで古人は「脾を補うは腎を補うにしかず」といっている。若年より精気を惜しみ、四十以後いよいよ精気を保存して泄らさないようにするのが、命の根源を養う道である。この方法は孫思邈が後世に教えた秘訣であって、明らかに『千金方』に書いてあるが、後の人はその術が保養に益があって無害であることを知らない。丹渓のような大医でさえ、偏見をもっていて、孫真人がこの説をたてた本意を理解しないで信じない。この良術をそしって丹渓は「聖賢の心、神仙の骨（気骨）なくんばいまだなし易からず。もし房中をもって補とせば、人を殺すこと多からん」と『格致余論《かくちよろん》』（朱丹渓の著書）でいっている。聖賢・神仙などというものは世の中にめったにないものであるから、丹渓の説のようならば、この法は行なわれがたい。丹渓の説は疑うべきことがほかにもたくさんある。学問の才は高博であるが、識見はかたよっているというべきであろう。

腎気を鎮めるには

性欲をおこさず、腎気を動かさなければ害がない。もし性欲がおこり、腎気が動いているのに、精気をがまんして泄らさないと、下部《しも》にとどこおって腫物《はれもの》ができる。早くぬるま湯に入って下部をよく温めると、とどこおった気が循環して、とどこおらず、腫物などの憂いがない。この術をまた心得ているほうがよい。

房室の禁

房室の禁止事項というものがある。ことに天変のときを畏《おそ》れて用心する。日蝕・月蝕・雷電・大風・大雨・大暑・大寒・虹・地震、この時房事をしない。春に初雷の音のするときは禁止する。また土地については神様の前はいっさい畏れねばならぬ。太陽・月・星の下、社《やしろ》の前、わが父祖のまつってある前、聖賢の像の前、みな畏れねばならぬ。かつ自分のからだについても禁止しなければならぬときがある。病中・病後、元気がいまだもとにもどらない時、ことに傷寒（熱病）・時疫（はやり病）・おこりの後、腫物・できもののまだなおっていない時、衰弱した時、疲労した時、飢えたりのどの渇いた時、大酒を飲んだあと、大食をした時、からだを動かし長く歩いて疲れたあと、怒り・悲しみ・憂い・驚いた時は交接をしない。冬至の前五日、冬至のあと十日、静養して精気を泄らしてはならぬ。また女子の生理がすっかり終わっていない時もいけない。これ天の神・地の神に対して、畏れ慎むのと、自分の身において病気を慎むためである。もしこれを慎まないと、神のとがめがあることを畏れねばならぬ。男女ともに病を生じて命が短くなる。生まれる子もまた形も心も正常でなく、あるいはかたわとなる。禍があって福がない。古人は胎教といって、女性が妊娠したときから慎むべきことをきめている。

房室の戒めは胎教の前にある。これ天地神明の御覧になるところであってもっとも畏るべきことである。わが身および妻子の禍もまた畏るべきである。胎教の前、この戒めがなくてはならない。

尿意をおさえて

小便をがまんして房事を行なってはならぬ。竜脳《りゅうのう》・麝香《じゃこう》をのんで房に入ってはいけない。

懐胎のあとは

『医学入門』（明の医者李梴の著書）に書いてある。「婦人懐胎の後、交合して慾火を動かすべからず」と。

腎は五臓のもと

腎は五臓のもとで、脾は滋養の源である。だから人身は脾腎を本源とする。草木に根があるようなものである。大事に養って丈夫にしなければならぬ。もとが固ければからだは安全である。

巻五

五官

心はからだの主君

心は人のからだの主君である。だから天君という。思うことをつかさどる。耳・目・口・鼻・体の五つは、聴く、見る、ものを言う・物を食う、嗅《か》ぐ、動くと、それぞれその事をつかさどる職分があるから、五官という。心の使用人である。心は内にあって五官をつかさどっている。よく思考して五官のやっていることの是非を正さないといけない。天君をもって五官を使うのはかしこい。五官をもって天君を使うのは、愚かである。

心はからだの主人であるから、安楽にして、苦しめないようにする。五官は天君の命を受け、おのおのの官職をよく務めて、かってなことをしてはならぬ。

いつもいる部屋は

いつもいる部屋は、南向きで、戸に近く、明るいのがよい。陰鬱《いんうつ》で暗いところにいつもいてはいけない。気をふさいでしまう。また光りすぎる明るいところも、時どきはよいが、いつもいては精神をうばわれる。陰陽のほどほどのところで、明暗が半々のところがよい。ひどく明るい時は簾《すだれ》をおろし、暗い時は簾をあげればよい。

寝る時は

寝る時はかならず東枕にして生気をうけるがよい。北枕にして死気をうけてはならぬ。もし主君や父がそばにいられたら、そのほうに足を向けてはいけない。

坐る時は

坐る時は姿勢を正しくして坐るがよい。かたよってはいけない。休息している時はあぐらをかいてよい。しゃがんでいるのはいけない。また時どき椅子にこしかけると、気が循環してよろしい。中国の人はいつもそうしている。

部屋の器具は

ふだんいる部屋も、ふだん使う器具も、かざりのない質朴で清潔なのがよい。居室は冷たい風を防いで、気持よく住めるようにすることだ。器具は用がたりて不足しなければよい。華美を好むとくせになり、ぜいたくの心がおこって心を苦しめ煩雑になる。養生の道に害がある。坐っているところ、寝るところは、すこしの隙間があってもふさいでおくがよい。隙間風とふき通す風は人の肌に通りやすく、病気をおこす。恐るべきである。夜寝た時、耳のあたりに風のくる穴があったらふさいでおく。

夜寝るときは

夜寝るときは、かならず側臥位で寝ないといけない。仰むきはいけない。仰むきに寝ると、気がふさがって、うなされることがある。胸の上に手をおいてはいけない。寝いってから気がふさがってうなされやすい。この二つは用心しないといけない。

〔寝る位置は意志と無関係に当人のもっとも楽な姿勢になるものだから就眠時の位置は眠りやすいようにすればよい。益軒は側臥位が眠りやすかったまでだ〕

床に入ったら

夜、床に入って、まだ眠らないうちは両足を伸ばしているがよい。眠ろうとするまえに、両足をちぢめ、脇を下にして横になるのがよい。これを獅子眠《ししみん》という。一晩に五度ねがえりをうつのがよい。胸腹のうちに気がとどこおったら足をのばし、胸腹を手で撫でおろす。気ののぼる人は、足の大指《おやゆび》をさかんに動かすのがよい。人によって、こうするとあくびがよくでて、とどこおった邪気を吐きだせることがある。大あくびをあまりたくさんしないほうがいい。眠る時、口を下にむけて寝てはいけない。眠ったあとよだれがでてよくない。仰むいて寝てはいけない。うなされやすい。両手の親指をまげて、これを残った四つの指で握って寝ると、手を胸の上にのせないから、うなされない。あとでは習慣になって眠ってしまっても指を開かなくなる。この法は『病源候論《びょうげんこうろん》』（隋の医者巣元方《そうげんほう》の著書）という医書に書いてある。夜に寝る時、のどに痰があったら、かならず吐いておく。痰があると眠ってからうなされて苦しむ。老人は夜寝るまえ、痰をとる薬をのめと医書に書いてあるのもこのためだろう。夕食や夜食に気をふさぎ痰をたまらせる物を食べてはいけない。うなされることを恐れるからである。

灯をけして

夜寝る時、着物で顔をおおってはいけない。気をふさぎ気がのぼる。夜寝るのに灯をつけてはいけない。精神が安定しない。もしつけるのなら、灯をかすかにしておおっておく。眠るときは口を閉じる。口を開いて眠ると、真気がなくなり、歯が早くぬける。

日に一度は按摩

およそ一日に一度、頭から足にいたるまで全身のこらず、とくに全関節を、人に命じて按摩をさせ、指圧をさせる。各部とも十回させる。まず頭のてっぺん、ついで頭の周囲から両眉の外、つぎに眉じり、また鼻柱のわき、耳の内、耳のうしろ、みな指圧を加える。つぎに耳のうしろから項《うなじ》の左右をもむ。左側は右手、右側は左手を使ってもむ。つぎに両肩、肘の関節、つぎに腕、手の十指をひねらせる。つぎに背をおさえ、たたかせる。つぎに腰の横とうしろをなでさすらせる。つぎに胸・両乳、つぎに腹を何度もなでさせる。つぎに両股・両膝・脛《はぎ》の表裏・足の踝《くるぶし》・足の甲・十趾・足の裏を両手でなでひねらせる。これは『寿養叢書』の説である。人にさせず自分の手でやってもよい。

つねにからだを動かして

『入門』に書いてあるが、導引の法は保養の一つの方法である。人の心はいつも静かなのがよく、からだはつねに動かしているのがよい。終日じっと坐っていると病気になりやすい。長時間立っていたり、長時間歩いたりするのより、長時間寝ていたり、長時間坐っているのは、もっともよくない。

導引の法を

導引の法を毎日行なうと気を循環させ、食物を消化し、積聚《しゃくじゅ》をおこさない。朝まだ起きないうちに、両足を伸ばし、濁った気を吐きだし、起きて坐り、頭を仰むかせて、両手をくみ、向こうへつきだし、上にあげる。歯を何度もかちかちいわせ、左右の手で項をかわるがわる押す。そのつぎに両肩をあげ、首をちぢめ、目をふさいで、急に肩をさげる運動を三度する。つぎに顔を両手でたびたび撫でおろし、目を目がしらより目じりに何度もなで、鼻を両手の中指で六、七度撫で、耳を両手の両指ではさんで撫でおろすこと六、七度、両手の中指を両耳に入れ、さぐるようにし、しばしば耳孔をふさいだりひらいたりする。両手を組み、左へ引くときは頭を右へまわし、右へ引くときは頭を左にまわす。これはおのおの三度。つぎに手の背で左右の腰の上を、わき腹からなめ下に十余度撫でおろし、つぎに両手で腰を押す。両手の掌で、腰の上下を何度も撫でおろす。これは食気を循環させ、気を下す。つぎに手で臀《しり》の上を軽く十余度打つ。つぎに股・膝を撫でおろし、両手を組んで一方の膝がしらをかかえ、足を先へふみだすようにし、左右の手を自分のほうに引きつける。左右の足ともこのように何度もやる。つぎに左右の手で左右のふくらはぎの表裏を、数度撫でおろす。つぎに片足の五指を片手でにぎり、湧泉《ゆせん》の穴（土ふまずの中心部のくぼみ）を左手で右を、右手で左をそれぞれ数十度撫でる。両足の大指をよく引き、残る指もひねっておく。これが術者のやる導引の術である。余暇のある人は毎日これをやるがよい。また召使いや子どもに教えて、胻《はぎ》を撫でさせ、足の裏をしきりにこすらせ、熱くなったところでやめる。また足の指を引っぱらせる。朝夕にこうすると気が下り、気が循環し、足の痛みをなおす。たいへん健康によろしい。遠方へ歩いていこうと思うまえ、また歩いたあと、足の裏を右のようにして按摩しておくのがよい。

膝から下の

膝から下の、はぎの表裏を人に命じて手で何度も撫でおろさせ、足の甲を撫で、その後、足のうらをしきりに多く撫で、足の十趾を引っぱらせると、気を下し循環をよくする。自分でやるのがもっともよい。これは良法である。

気がよくめぐる時は

気がよく循環して爽快な時に、導引・按摩をしてはならぬ。また冬には按摩はよくないと『内経』[*1]に書いてある。からだを動かすと気がのぼる病（心臓疾患など）には導引・按摩ともによくない。ただ、からだを静かに動かして歩くのは、四季を問わずよろしい。食後にそうするのが一ばんよろしい。湧泉の穴を撫でるのもいつやってもよろしい。

＊1　五四ページ＊1参照。

髪をくしけずるのは

髪をくしけずるのは多いほうがよろしい。気を循環させ、上気を下すからである。櫛の歯のこまかいのは、髪がぬけるのでよくない。歯は何度もかちかちいわせるがよい。歯をかたくし、虫歯を防ぐ。時どき両方の手を合わせ、すり合わせて、温めて両眼の上にのせて温める。視力をよくし、風眼（化膿性結膜炎）の予防になる。髪の生え際から、額と顔とを、上から下に撫でること二、七遍。古人が「両手はつねに面にあるべし」といったのは、時どき両手で額を撫でよということだ。こうすれば気が循環し、上気を下し、顔色を美しくする。左右の中指で、鼻の両わきを何度も撫で、両耳のつけ根を数多く撫でるがよい。

五更に起きて

五更（午前四時）に起きて坐り、一方の手で足の五指を握り、他方の手で足の裏をながく撫でさするがよい。こうして足の裏が熱くなったら、両手を使って両足の指を動かすがよい。この法は召使いにも命令して、このようにさせる。また別の説で、五更にかぎらず、毎朝起きて坐り、こういうことをながくつづけると、足の病気がおこらない。上気を下し脚の弱いのを強くし、足のたちにくいのがなおるという。これは、たいへん効能があると古人はいっている。『養老寿親書』にも東坡の説にもそのことが見られる。

子どもに命じて

寝る時、子どもに、手をこすり合わせて熱くしたのち、それをこちらの腎の部分（背中のあばらの下）にあてさせ、ながく撫でさせてから、足の裏をながく撫でさせる。自分でやってもよい。また腰の下、臀の上のところを静かに打たせるがよい。

寝るまえに

毎夜、寝るまえに、櫛で髪を何度もとき、湯で足を洗うとよい。気をよく循環させるからである。また寝るまえに、熱い茶に塩を入れてうがいをするがよい。口中をきれいにし、歯を丈夫にする。茶は番茶がよい。

四十歳を越したら

『入門』に、四十歳以上になったら、用のない時はいつも目をつぶっているがよいと書いてある。用事がなかったら、目をあけないほうがよい。

〔現代人は四十歳ではまだ用が多いから、こうはできない〕

こたつは

衾炉《きんろ》というのは、炉の上にやぐらをもうけて、ふとんをかけ、火を入れてからだを温めるものである。俗にこたつという。これにあたると、からだを温めすぎて気がゆるみ、からだがだらけてしまって、気がのぼり目が悪くなる。ただ、中年以上の人は、火をぬるくしてあたって寒さをしのぐがよい。足を投げだして坐ってはいけない。若い人は使うべきでない。若い人は厳寒の時、炉にあたるか、たき火をするかがよい。からだを温めすごしてはいけない。

厚着は

一般に厚着をし、熱い火にあたり、熱い湯に入り、なが湯をし、熱い物を食べて、からだを温めすぎると気が外にもれて気がへり、気がのぼる。これはみな人のからだに大害である。用心するがよい。

足がしびれぬために

貴人のまえにながくかしこまっていたり、殿様の邸にながく坐っていて足がしびれてにわかに立てず、倒れてころぶことがある。立とうとするまえから、自分で足の左右の大指を何度も動かし、屈伸するがよい。こうするとしびれて動かぬことを防いで、立てないという心配がない。ふだんから、時どき両足の大指を屈伸させ、厳重に習慣づけるとこむらがえりの心配がなくなる。またこむらがえりをおこした時も、足の大指を何度も動かすとなおる。これは救急法であるから、覚えておかないといけない。上気する人も、両足をのばして大指を何度も動かすがよい。こうすると気が下がる。これもまたためになる方法である。

頭のそばに

頭のそばに、火鉢をおいてはいけない。気がのぼる。

薄着をして

東垣《とうえん》はいっている。薄着をしていて急に寒い風にあった時は、全身の気を緊張させて、寒さをふせいで、肌に入らぬようにしなければならぬと。

めがねのこと

めがねのことを靉靆《あいたい》（老人用のめがね）というと『留青日札《りゅうせいにっさつ》』（明の田芸衡の考証・随筆集）という本に書いてあった。また眼鏡ともいう。四十歳以後は早くめがねをかけて視力を大事にするがよい。国産の水晶でつくったのがよい。拭く時は絹で両指にはさんで拭くのがよい。また羅紗《らしゃ》で拭いてもよい。ガラス製のはこわれやすくて、水晶製におとる。ガラスは灯心で拭くがよい。

歯をみがき目を洗う

歯をみがき、目を洗う法。毎朝、まず少し熱い湯で目を洗いあたため、鼻の中をきれいにし、つぎにぬるい湯で口をすすいで前日から歯にたまっているものを吐きすてる。つぎに乾燥した塩で上下の歯と歯ぐきをすりみがいて、ぬるま湯をふくみ、口中を二、三十回すすぐ。その間に、別の碗にぬるま湯を目のあらい布の小篩《こぶるい》でこしておいて、つぎに手と顔を洗う。洗ったところで、口にふくんでいた塩湯を、さきの小篩にはきだし、濾過して碗に入れ、その塩湯で目を洗う。左右それぞれ十五度。その後別に入れておいた碗の湯で目を洗い、口をすすぐがよい。これでおわる〔口からはいた湯は雑菌やウイルスがまじっているからたとえ濾過しても目を洗うのは安全でない〕。毎朝忘れずにこうやっていると、あとになって歯がゆらぐことがない。年をとっても抜けない。虫歯もできない。視力もよく、老いても目の病気がなく、夜に細字を読み書きできる。これが目と歯との健康法である。やってみてよく効いたという人が多い。私もこの方法をながくやっているから、その効き目で、いま八十三歳になっても、まだ夜に細字を書いたり読んだりし、歯も一本も抜けていない。目と歯との病気がない。毎朝こうすれば、長くなると習慣になって、むずかしくない。つま楊子で歯をせせることはしない。

歯の病気は

古人は、歯の病気は胃火〔気を生ずる胃には火があると思ったのだろう〕がのぼってくるためだといった。毎日時どき歯を三十六回かちかちいわせることにするがよい。歯がかたくなって虫がくわないで歯の病気にならない。

歯が強くても

若い時、歯の強いのに自信をもって、堅いものを食べてはいけない。梅・楊梅《やまもも》の種をかみわってはいけない。あとになって歯が早く抜ける。細字をたくさん書くと、目と歯が悪くなる。

つま楊子で

つま楊子で歯の根をふかくさしてはいけない。根がういて動きやすくなる。

寒い月・暑い月

寒い月はおそく起き、暑い月は早く起きるがよい。暑い月も、風にあたって寝てはいけない。睡眠中に風にあたるのはいけない。睡眠中、扇であおがせてはいけない。

熱い湯で

熱い湯で口をすすいではいけない。歯を損じる。

食事の終わったあと

『千金方』にこう書いてある。「食しおわるごとに手を以て面をすり、腹をなで、津液（唾液）を通流すべし。行歩すること数百歩すべし。飲食して即ち臥せば、百病生ず。飲食して仰《あお》むきに臥せば気痞《きひ》（気のつかえる病気）となる」

食後は横にならない

『医説』（宋の医者張杲の著書）にいっている。「食して後、体倦むとも、即ち寝《い》ぬる事なかれ。身を運動し、二、三百歩しずかに歩行して後、帯をとき、衣をくつろげ、腰をのべて端坐し、両手にて心腹を按摩して、縦横に往来する事二十遍、又両手を以て、脇腰の間より、おさえなでて下る事数十遍ばかりにして、心腹の気ふさがらしめず。食滞、手に随って消化す」と。

この七穴は

目・鼻・口は面上の五竅《きょう》（五つの穴）で、気の出入りするところで、また気がもれやすい。多くもらしてはいけない。尾閭《びりょ》（元来は尾骶骨の意味、ここでは尿の出口）は精気の出るところである。度を越してもらしてはいけない。肛門は糞気の出るところで、規則的な便通があるのがよく、もれることを忌《い》む。およそこの七つの穴は、みなかたくとじて多く気をもらしてはならぬ。ただ耳は気の出入りがない。しかしあまり長く聴いているると精神をきずつける。

瓦火桶というもの

瓦火桶（土製の火鉢）というものが京都に多い。桐火桶の形に似ていて大きい。土でつくったもので、高さは五寸四分（十六センチ）、足の高さは別である。縦径八寸三分（二十五センチ）、横径七寸（二十一センチ）で、縦と横とで少し長さがちがう。なかには形が円くて縦横のないのもあるが、これもよろしい。上部が円味をもっていることは桐火桶とおなじである。まわりにすかし窓があって火気がもれるようになっている。上に口があって蓋ができる。蓋の広さは横三寸（九センチ）縦三寸ぐらいで、円いのもある。蓋に取っ手がある。二、三のうち一つぐらい取っ手のないのがあってもよい。やわらかい灰を入れておいて、使用時に宵から小さい炭火を二、三入れ、寝るまえからふとんの中に入れておき、寝てから足を伸ばして温めるのがよい。上気する人は、早くから遠ざけるがよい。足が暖まったら火桶を足で遠くへやり、足をひいてかがめて寝るがよい。翌朝起きるまえ、また足を伸ばして温めるがよい。また蓋の熱いのを木綿袋に入れて、腹と腰とを温める。蓋を二、三こしらえておいて、とりかえて腹や腰を温めるのがよい。取っ手のない蓋では、腰を温める。腰の下に敷くがよい。温石《おんじゃく》（熱して布で包んで体を暖めるのに使う石）より早く熱くなって思うとおりになる。急なときのために備えておくがよい。腹中の食滞・気滞を循環させて消化しやすくする点で、温石や薬よりもはやい。たいへん役にたつものだ。このことを知っている人は少ない。

二便

空腹と満腹と

空腹の時は、しゃがんで排尿し、満腹の時は立って排尿するがよい。

がまんしていると

二便は早く出してしまったほうがよい。がまんしているのは害がある。もし思いがけず忙しいことができると二便を排泄するひまがなくなる。小便をながくがまんしていると、たちまち小便がふさがって出なくなってしまう病気になることがある。これを転脬《てんぷ》(尿閉)という〔尿路の結石が尿道を閉鎖した場合のことであろう〕。また淋《りん》〔尿の回数が多く一回に少量しかでない状態〕となる。大便をしばしばがまんしていると痔になる。また大便をあまりいきばってはいけない。気がのぼって目が悪くなり、動悸《どうき》がする。これは害が多い。自然に任せるがよい。唾液がよく生じ、からだをうるおし、腸胃の気を循環させる薬をのむほうがよい。麻の実・胡麻・杏の種・桃の種などを食べるがよい〔杏の種子は有毒成分をふくむからかってにのまぬよう〕。便秘をおこす食物に、餅・柿・芥子《からし》などがある。便秘する人は食べないようにする。大便が結するのは大した害がないが、小便がながく出ないのは危険である。

いつも便秘する人は

いつも便秘する人は、毎日便所にいって、あまりいきばらず、できるだけ少しずつ便通をつけるがよい。こうするとながく便秘しない。

小便無用 太陽・月・星・北極・神社に向かって大・小便をしてはいけない。また太陽や月の照らしている土に小便をしてはいけない。およそ天の神・地の神・死んだ人のたましいはこわい。馬鹿にしてはいけない。

洗浴

入浴は 入浴はあまり何度もしないほうがよい。温気が過ぎて肌の毛穴が開いて汗が出て気がへる。古人は「十日に一たび浴す」といった。うまくいったものだ。深いたらいに温湯を少し入れて、短時間入浴するがよい。湯が浅いと、温気が過ぎないで気をへらさない。たらいが深いと、冷たい風にあたらない。深い温湯にながくつかって、からだを温め過ぎてはいけない。からだが熱し気がのぼり、汗が出て気がへる。たいへん害がある。またひどく熱い湯を、肩背にたくさんかけてはいけない。

熱い湯に

熱い湯に入るのは害がある。湯加減は自分でみて入らないといけない。気持がいいからといって熱い湯に入ってはいけない。気がのぼってへる。とくに目をわずらっている人、こごえた人は熱い湯に入ってはいけない。

入浴の古法

暑い月のほかは、五日に一度髪を洗い、十日に一度入浴するというのが古法である。夏でないのに、しばしば湯に入ってはならぬ。気持がよいけれども気がへる。

かけ湯をして

熱くない湯を少したらいに入れて、別の温湯を肩背から少しずつかけて、早くやめると、気がよく循環し、食を消化する。寒い月はからだが温まり、陽気を補助する。汗も出さない。こういうふうにやれば、何度も入浴しても害がない。何度も入浴するには肩背は湯をかけるだけで、垢をおとさない。ただ下のほうはよく洗って早くあがってしまう。ながく入浴してからだを温め過ごすのはよくない。

空腹時に

空腹時に入浴してはいけない。満腹時に髪を洗ってはいけない。

たらいの寸法は

入浴のたらいの寸法は、曲尺《かねじゃく》でたて二尺九寸（八十七センチ）、横二尺（六十センチ）。いずれも囲りの板より内の寸法である。深さは一尺三寸四分（四十センチ）、囲りの板の厚さは六分（一・八センチ）、底はもうすこし厚いのがよい。蓋のあったほうがよい。全部、杉の板を用いる。寒い月は、上と囲りに風を防ぐかこみをつくる。たらいが浅いと風に感じやすく、冬は寒い。夏もたらいが浅いと湯があふれでてよくない。湯は冬も深さ六寸（十八センチ）をこえてはならぬ。夏はもっと浅いほうがよい。世間で水風呂といって大桶の一方に銅炉をはめこんで、桶に水を深く入れて火をたいて湯をわかして入浴するものがある。水が深く湯が熱いのは、からだを温め過ぎて汗を出し、気をのぼらせてへらす。大いに害がある。別の大釜に湯をわかして入れ、湯を浅くして、熱くない湯に入り、早くつかってあがり、温め過ぎないようにすれば害はない。桶を出ようとする時、もし湯がぬるくてからだが温まらない時は、はめこんだ炉に火をすこしたいてもよい。湯が熱くなりそうだったら早く火をとってしまう。こうすれば害はない。

病気の時は

下痢および食滞・腹痛のある時、温湯をあびてからだを温めると、気が循環して病気がなおる。たいへんよく効く。病気のはじめの時だと、薬をのむよりよい。

傷がある時は

からだに小さい傷がある時、熱い湯に入ってから風にあたると、肌がとじて熱が内にこもり、小さい傷も肌の内に入って熱をおこし、小便が出なくなってはれてくる。この病気は危険で、たいてい死ぬ〔傷口から湯の中にあった化膿菌が侵入し、傷が化膿し、のち敗血症をおこしたのである〕。熱い湯に入ったあとは、用心して風にあたってはいけない。俗に「熱湯にて小瘡《しょうそう》（小さい傷）を内にたでこむる（蒸しこめる）」という。これはそうでなくて熱湯に入って、肌の表面が開いたために、風に感じやすくなり、冷たい風で熱を内に閉じこめるから、小さい傷もいっしょに体内に入っていくのである。

入浴してから

入浴してから風にあたってはいけない。風にあたったら早く手で皮膚を撫でさするようにする。

女人は

女人は、生理の始まった時、髪を洗ってはいけない。

温泉は

温泉は諸国に多いが、病気によって入ってよいのと悪いのとがある。また毒にも薬にもならぬのがある。この三種類の病気があることを心得て、よくえらんで入湯しないといけない。湯治してよい病気は外傷である。打ち身・落馬・高い所から落ちたあと、疥《かい》癬《せん》などの皮膚病・刀傷・腫れもののながくなおらぬものなど、およそ外傷には卓効がある。また中風・筋の引きつり・ちぢまり・手足のしびれ・手足の動きにくい病気にはよい。内臓の病気には温泉はあわない。しかし気鬱（憂鬱症）・食欲不振・積滞《しゃくたい》（気が五臓につもるのと体内にとどこおるのと）・気血不順など、およそ気血がへってからだの冷える病気は、温泉で温めると、気が循環してよくなることがある。しかし外傷が早くよくきくのには及ばない。こういう病気では、かるく入浴するがよい。また入浴して、毒にも薬にもならぬ病気が多い。これは入浴しないほうがよい。また入浴したために大害のある病気もある。とくに汗症（汗のよくでる病気）・虚労（衰弱）・熱のある病気はもっともいけない。かってに入浴してはいけない。湯治があわないで、他の病気がおこって死んだ人が多い。用心しないといけない。この理を知らないで湯治は一切の病気によいと思うのは、たいへんな誤りである。『本草』の陳蔵器《ちんぞうき》（唐代の医者）の説をよく考えてみるがよい。湯治のことをよく説明している。およそ強い病人でも一日に三度以上入ってはいけない。弱い人は一日に一、二度でよい。日の長短にもよるが、何度も入るのは、たいへんよくない。強い人でも、湯のなかでからだを温め過ぎてはいけない。湯槽のへりに腰かけて、湯を柄杓でからだにかけるのがよい。あまりながくならないうちにやめる。

温め過ぎて汗を出してはいけない。毎日かるく入浴して、早くあがるのがよい。日数は一、二週間がよい。これを俗に一廻《めぐり》・二廻《めぐり》という。温泉を飲んではいけない。毒がある。刀傷の治療のため温泉で傷をなおそうとした人が、あわない温泉なのに、たくさん飲めば早くなおると思って飲んだところ、きずがひどくなって死んだ例がある。

湯治の間は

湯治の間、熱性の物を食べてはいけない。大酒・大食してはならぬ。時どき歩いてからだを動かし、食気を循環させるようにする。湯治のうち、房事はたいへんよくない。湯からあがったあとも十数日間は慎まねばならぬ。灸治もおなじである。湯治の間、また湯治のあと十日間ほど保健薬をのむがよい。その間、性のよい魚・鳥の肉を少しずつ食べて、薬の効きめをたすけ、脾胃を養うがよい。生の冷たいもの、性の悪いものは食べてはよくない。また大酒・大食を禁止する。湯治してもあとの保養がないと無益である。

海水を浴びるときは

海水をくんで浴びるときは、井戸の水か河水かを半分入れて等分にして浴びるがよい。そうでないと熱を生じる。

汲湯とは

温泉のあるところへ行けない人が、遠い所から汲んできてもらって入浴している。これを汲湯《くみゆ》というが、寒い月は水の性質がかわらないから、これに入ると多少の益はあろうか。しかし温泉の地からわきだした温熱の気を失って、陽気が消えてなくなった腐った水なのだから、清水を新たに汲んだのより、性はおとっているのでないかという人もある。

巻六

慎病

病は生死のかかる所、人身の大事也。聖人の慎み給う事、むべなるかな。

無病の時に

古い言葉に「常に病想を作《な》す」というのがある。その意味は、無病の時に、病気の日の苦痛をつねに想像して、風・寒・暑・湿の外邪を防ぎ、酒食・好色の内欲を制し、からだの起臥・動静を慎めば病気にならないということである。また古詩に「安閑の時、常に病苦の時を思え」とある。その意味は病気がなくてのんきにしている時に、病苦をいつも思いだして忘れるなということである。無病の時に用心して、好き放題のことをしなければ病気にならない。これは病気がおこってから、良薬をのんだり、鍼灸をしたりするよりずっとよい。邵康節《しょうこうせつ》（宋代の学者）の詩に「その病んで後、能く薬を服《よ》せんより病前に能く自ら防ぐにしかず」とあるようなものである。

予防をしておけば

病気のない時に、予防をしておけば病気にならない。病気がおこってから、薬をのんでも病気はなおりにくく、なおるのもおそい。小欲を慎まないと大病になる。小欲を慎むのは容易である。大病になってしまうと苦しみが多い。前から病苦を想像して、あとの禍を恐れることである。

少し良くなった時に

古い言葉に「病は少しく癒ゆるに加わる」とある。病気が少しなおってくると、気持がいいものだから怠けて用心をしない。少し気持がいいからといって、飲食・色欲などを制限しないと病気はかえっておもくなる。少し良くなった時に、ますますかたく用心して、少しもすきをみせないと、病気は早くなおって再発しない。この時にかたく用心しないと、あとで悔やんでも無益である。

『千金方』に

『千金方』にいう「冬温かなることをきわめず、夏涼しきことをきわめず、凡《およ》そ一時快き事必ず後の災となる」と。

はじめに用心

病気になってしまうと、心身ともひどく苦しむものである。そのうえ医者を招き、薬をのみ、灸をし、鍼をさし、酒をやめ、食をへらし、いろいろ心をなやませ、からだを責めて病気をなおそうとする。それよりはじめに内欲をがまんし、外邪をふせげば、病気がおこらない。薬もいらないし、鍼灸もしないでいいし、心身の苦しみもない。はじめ少しの間がまんするのは、少しの苦痛だが、あとに心配がないのは、大きな効きめだといえる。後になって薬や鍼灸を使ったり、酒食をがまんするのは、その苦しみがひどいのに益が少ない。古い言葉に「終わりをつつしむ事は、始めにおいてせよ」とある。万事はじめに用心すれば後で悔いがない。養生の道はとくにそうである。

内欲と外邪

飲食・色欲の内欲を制して、かたく慎んで、風・寒・暑・湿の外邪を予防すれば、病気にならず、薬を使わないでも心配がないだろう。もし欲を制しないで用心せず、ただ脾腎を補う薬と食餌療法とをあてにするのは効きめがないのにきまっている。

くよくよしないで

病人は養生の道をかたく守っていればよいので、病気のことをくよくよしてはいけない。くよくよすると気がふさがって病気がひどくなる。重症でも気ながに養生すれば、思ったよりもよくなおるものである。病気を心配して得することはない。むしろ用心しているほうが得である。もし死ぬに定まっている病気なら、天命で定まっていることだから心配しても何にもならない。よくならないことに不服をいって他人を苦しめるのは愚かである。

急がずに

病気を早くなおそうと思って急ぐと、かえってからだをそこねて病気を重くする。怠らず保養してなおることは急がず、その自然にまかすがよい。万事あまりよくしようとすると、かえって悪くなる。

部屋は

居室・寝室はいつも風・寒・暑・湿の邪気をふせぐようにする。風・寒・暑は人のからだをそこなうことはげしく早い。湿は人のからだをそこなうことおそく深い。だから風・寒・暑を、人はこわがるが、湿気はこわがらない。湿にあたると、深く侵入してくる。だからなかなかなおらない。湿のある所から早く遠ざかるがよい。山間で川岸に近い所からは遠ざかるがよい。また土が浅く、水に近く、床《ゆか》の低い所に坐ったり横になったりしてはいけない。床を高くし、床の下の壁に窓をあけ、気の流通をよくする。あたらしく塗った壁の近くで坐ったり横になったりしてはいけない。湿にあたって病気になり、なおりにくい。あるいは疫病になることもあるから、恐れるべきだ。文禄の朝鮮の役に戦死者が少なく、疫病で死んだ人が多かったのは、陣屋が低くまばらで、士卒が寒・湿にあたったためだという。居室も寝室も高く乾燥したところがよい。これは外湿を防ぐためである。一度湿にあたるとなおりにくいから、警戒しないといけない。また酒・茶・湯水を多く飲まぬようにし、瓜・果実・冷麺（つめたいうどん）をたくさん食べぬようにするのは、みな内湿を防ぐためである。夏に冷水を多く飲み、冷麺をしばしば食べると、内湿のためにきずつけられ、痰瘧《たんぎゃく》（痰のたまる熱病）・泄痢《せつり》（腹下し）をわずらうにきまっている。用心しないといけない。

傷寒を恐れる

傷寒（熱性の病気）を大病という。諸病のうちもっとも重症である。若く元気な人も傷寒や疫癘《えきれい》（伝染病）にかかって死ぬ人が多い。恐れねばならぬ。ふだんから風・寒・暑・湿をよく防ぐがよい。発病したてのかるい時に早く用心するようにする。

中風は

中風は外の風にあたった病気ではない。内に生じた風にあたったのである。からだが肥えて色が白く気の少ない人が、四十歳を過ぎて気の衰えた時、七情の悩みや酒食の損傷によってこの病気がおこる。いつも酒を多く飲んで、胃腸がそこなわれ、元気がへり、内熱が生じているから、内から風がおこって、手足がふるえ、しびれ、麻痺し、思うようにならず、口がゆがんで物が言えない。これはみな元気が不足するからである。だから若く気の強い時はこの病気はない。もしまれに若い人におこった時は、かならず肥満して気の少ない人である。酒を多く飲み、内がかわいて熱し、風が生じるのは、ちょうど七、八月に残暑がきびしく、ながく雨の降らない時、地気が熱してさめず、大風が吹くようなものだ。この病気は下戸《げこ》にはめったにない。もし下戸でこの病気になったら、肥満した人か、または気の少ない人である。手足が麻痺し、しびれ、感覚がなくなって枯木が性を失ったようになる。気血が不足して力がなく、麻痺し、しびれるのである。肥えて色の白い人、酒を好む人はふだんから用心するがよい。

春は陽気が

春は陽気が発生し、冬の閉塞したのにかわって人の皮膚をやわらかにし、表面の気が開きはじめる。しかし余寒がまだはげしいから、風のもつ寒気に感じやすい。用心して風にあたらぬようにするがよい。そうやって、風邪や咳の病気にかからぬようにする。草木の春に生えてきたものも余寒にいたみやすい。それだから人も余寒を恐れないといけない。適当な時にからだを動かし、陽気の循環をうながし気を発生させるがよい。

夏は気がさかん

夏は発生した気がいよいよさかんで、汗が出て人の皮膚は大いに開くから、外邪が侵入しやすい。涼風にながくあたってはいけない。入浴のあと風にあたってもいけない。そのうえ夏は伏陰《ふくいん》といって、陰の気が腹中にかくれているから、食物の消化がおそい。多く飲食してはいけない。暖かい物を食べて脾胃を温める。冷水を飲んではいけない。すべて生のもの、冷たいものをさける。冷麺をたくさん食べてはならぬ。からだの弱い人は、もっとも下痢を恐れねばならぬ〔以上は腸管伝染病が多く滅菌の法のなかった時代、夏の衛生法として正しい〕。冷水に入ってはいけない。ひどく暑い時でも、冷水で顔を洗うと目が悪くなる。冷水で手足を洗ってはいけない。睡眠中に、人に扇であおがせてはいけない。風にあたって寝てはいけない。夜、外気の中で寝てはいけない。夜、外にながく坐っていて露気にあたってはいけない。酷暑の時もあまり涼しくしてはいけない。日にながくあたっていた熱い物の上に坐ってはいけない。

四月は

四月は陽気の純粋な月である。もっとも色欲を禁じなければならぬ。雉・鶴など温熱の物を食べてはいけない。

夏はいちばん

四季のうちで夏はいちばん保養しないといけない。霍乱《かくらん》（暑湿の気にあてられ、腹痛・吐瀉し、脱力する）・中暑（暑邪の気が心につき、肺を傷つける）・傷食《しょうしょく》（食いすぎ）・泄瀉《せっしゃ》（腹下し）・瘧痢《ぎゃくり》（熱性の下痢）などの病気をおこしやすい。生のもの・冷たいものの飲食を禁じて、用心して保養する。夏にこれらの病気がおこると、元気がへって衰弱する。

六、七月は

六、七月の酷暑の時は、極寒の時より元気がへりやすい。よく保養するがよい。加味《かみ》生脈散《しょうみゃくさん》・補気湯《ほきとう》・『医学六要』（明の医者張三錫の著書）にある新製清暑益気湯《せいしょえききとう》[*1]などをながく服用して元気の出てしまうのを抑える。一年のうちで時節のために薬をのんで保養するのはこの時だけである。東垣《とうえん》の清暑益気湯は湿熱を消す処方である。保健剤でないからその病気がなかったらのんではいけない。

＊1　いずれも気を養う漢方薬。加味生脈散は、麦門冬・人参・五味子よりつくる。補気湯は厚朴・升麻・羌活・独活・防風・白芎・沢深・生苄・甘草・柴胡よりつくる。清暑益気湯は、人参・白朮・陳皮・神麺・沢深・黄芪・蒼朮・升麻・麦門冬・当皈・青皮・葛根・五味子・黄栢・甘草よりつくる。

井戸に入る時は

夏に、古い井戸、深い穴の中に入ってはいけない。毒気が多い。古井戸には、まず鶏の羽毛を入れて羽毛が舞い下りにくいのは、これは毒があるのだから、入ってはいけない。火をもやして、消えないのをたしかめて入るがよい。また、醋《す》を熱して多量に井戸に入れてから入るがよい。夏至には井戸をさらえて水をかえるがよい。

秋は

夏の皮膚は開いていて、七、八月はまだ残暑がきびしいから、秋になってもすぐには皮膚のすき間が閉じない。表面の気がまだ固まっていないのに、秋風がやってくると感じてきずつきやすい。用心して風の涼にあたり過ぎないようにする。病人は、八月に残暑が去ったら、所々に灸をして風邪を防ぎ、冷たくならぬようにして、痰咳の病気をまぬがれるべきだ。

冬は

冬は天地の陽気が閉じかくれ、人の血気の収まる時である。心気を落ちつけて、外に出きぬようにしまっておくがよい。暖め過ぎて陽気を外に泄《も》らしてはいけない。上気させてはならぬ。衣服を暖めるのも少しにしておく。熱いのはいけない。厚着をしたり、火気でからだを暖め過ぎてはならぬ。熱い湯に入浴してはならぬ。力仕事をして汗を出し、陽気を泄らしてはならぬ。

冬至には

冬至には、はじめて陽気が現われる。陽気の微少なのを大事にしなければならぬ。からだを疲労させるほど動かしてはいけない。この日、公の用事でなければ外出してはならぬ。冬至の前五日、後十日房事はいけない。また灸をしてはいけない。『続漢書』[*1]に「夏至に水を改め（井戸の水をかえる）、冬至に火を改むるは、瘟疫《うんえき》（悪性の流行病）を去るなり」といっている。

＊1 晋の司馬彪の撰録した後漢の歴史であるが、五代の乱に亡佚し、「志」のみがのこった。のちに宋にいたってこの「志」三十巻が『後漢書』に収録された。

冬の灸は

冬には急病でないかぎり、鍼灸をしてはいけない。十二月がいちばんいけない。また冬に按摩をしてはいけない。自分で静かに導引をするのは害がない。これも乱暴にやってはいけない。

大晦日には

大晦日《おおみそか》には、父祖の神前を掃除し、家の内とくに寝室のちりを払って、夕方には灯をつけて、翌朝にいたって家内を照明し、香を所々にたいて、かまどで爆竹をならし、火をたいて陽気を補うがよい。大晦日は、家族と炉を囲んで和気あいあいとして、人と争わず、家のものを叱ったりののしったりしてはいけない。父母と目上の人にお祝いを述べ、家内の老幼・上下がいっしょになって屠蘇《とそ》を入れた酒を飲んで、喜び楽しみ、夜通しして旧い年を送り、新しい年を迎え朝に至る。これを守歳という。

汗と風と

熱いものを食べて汗が出てきたら、風にあたってはいけない。

打撲の傷は

一般に人のからだは、高い所から落ちたり、木や石の下になったりして傷つけた部分に、灸をしてはいけない。灸をすると薬をのんでもきかない。また、兵器でけがをして血がたくさん出たものは、きっとのどがかわく。この時水を与えてはいけない。非常に害がある。また粥《かゆ》を与えてもいけない。粥を飲むと血がわき出てきてきっと死ぬ。こういうことはふだんから知っていないといけない。また切り傷・挫傷・口の開いた傷は風にあててはいけない。扇であおいでもいけない。痓症《ししょう》（硬直・痙攣をおこす病気）あるいは破傷風になる。

冬の朝に

冬に朝から出発して遠くへ行く時は、酒を飲んで寒さを防ぐのがよい。空腹で寒気にあたってはいけない。酒を飲まない人は、粥を食べるがよい。生薑《しょうが》も食べるがいい。霧のたちこめた中を遠くへ行ってはいけない。どうしても遠くへ行かねばならぬ時は、酒食で陰の気を防ぐがよい。

雪の中を

雪の中をはだしで歩いてひどく冷えた時に、熱い湯で足を洗ってはいけない。火にすぐあたってもいけない。大寒にあたってすぐあと熱いものを飲食してはいけない。

頓死は

頓死する病気がたくさんある。卒中風（脳卒中）・中気・中悪（ガス中毒か）・中毒・中暑・凍死・湯火（やけど）・食傷（食あたり）・乾霍乱《かんかくらん》（日射病）・破傷風・喉痺《こうひ》（喉頭ジフテリア）・痰厥《たんけつ》（肺水腫か）・失血・打撲・子どもの馬脾風《ばひふう》（ジフテリア）などの病気は、みな突然に死ぬ。このほかに五絶といって五種類の頓死がある。一は縊死《いし》、二は圧死、三は水死、四は夜うなされて死ぬこと（就眠中の急死一般であろう）、五は婦人の難産で、みなにわかに死ぬ病気である。ふだんに救急法を書いた本をよく読んでおくか、または救急法を良医にたずねて覚えておくがよい。ふだんから用意せずにいて、急にどうしていいかわからぬのでは困る。

人には精神病が

奇蹟とか、不思議なこととかをたとえ目の前に見ても、鬼神のしわざにきまっているとはいえぬ。人には精神病というものもあるし、目の病気もある。こういう病気があると実在しない物が目に見えることが多い。不思議なものを信じて迷ってはならぬ。

択医

医者を選んで

保養の道は自分で病気の用心をするだけでなく、また医者をよく選ばないといけない。天下にかけがえのない父母のからだ、自分のからだを庸医《ようい》（やぶ医者）の手に任せるのは危険である。医者の良し悪しを知らないで、父母や子や孫の病気した時、庸医に任せるのは、親には不孝であり、子には親たるの義務を果たさぬのと同じだ。「親につかうる者も亦《また》、医を知らずんばあるべからず」といった程子の言はもっともである。医者を選ぶには、自分が医療のことを知らないでも、医術の大意を知っていれば、医者の良し悪しはわかる。たとえば自分では書画のできない人でも筆法を習って知っていれば、書画の上手下手がわかるようなものである。

医は仁術

医は仁術である。仁愛の心を本とし、人を救うのを志とすべきである。自分の利益ばかり考えてはいけない。天地の生育し給うた人間を救済して、万民の生死をつかさどる術であるから、医者のことを民の司命というくらい、きわめて大事な職分である。他の術は下手であっても、人の生命に害はない。医術の上手下手は、人命にかかわる。人をたすける術で、人をそこなってはならぬ。学問のよくできる才能のある人を選んで医者にすべきである。医学を学ぶものが、もし生まれつき鈍で、才能がなかったら、自分からさとって早くやめ、医者にならぬのがよい。才能がないと、医道に通じないで、天の寵をうけている人を多くきずつけることになって、罪が深い。天道を畏れるべきだ。他にも職業がたくさんあるのだから、何か得意な仕事もあるだろう。それを務めて習うがよい。医学を学ぶものが、その術が下手だと、天道にそむいて人をそこなうだけでなく、自分も幸福になれず、人から軽蔑される。医術のことをよく知らないで、うそをいい、自分の術を自慢し、他医の悪口をいい、人の同情を得ようとこびたりしているのはいやしむべきである。医者は三代つづくのがよいことが『礼記《らいき》』に書いてある。医者の子孫が相ついで、生まれつき才能があったら、代々家業をつぐのがいい。だがこんなことはまれである。三代というのは、父・子・孫にかぎらず、師から弟子に伝えて三代になれば、その業にくわしくなる。この説はもっともだ。もし才能がなかったら、医者の子でも医者にしてはいけない。他の職業を習わせるがよい。不得意な仕事を家業としてはいけない。

医者になるものは

およそ医者になろうとするものは、まず儒書を読んで文章の意味がよくわかるようになっていないといけない。文章の意味がよくわからないと、医書を読む力がなく、医学が大成しない。また聖人の書、賢人の書の意味をよく知っていると、医書の意味もよくわかる。だから孫思邈《そんしばく》は「凡そ大医たるには先ず儒書に通ずべし」といっている。また「易を知らざれば、以て医となるべからず」ともいっている。この言は信ずべきだ。諸芸を学ぶにはみな学問を本にしなければならぬ。学問がないと、技術ができても学理がわからず、術は高まらない。間違ったことをたくさんやっても、無学だとその誤りがわからない。医学を学ぶには、とくに学問を基本としなければならぬ。学問がないと医書が読めない。医道は陰陽五行の学理であるから、儒学の学力、易の学理で医道を研究しなければならぬ。そうでないと、医書が読めず医道がわからない。

良医・俗医

学問があって、医学にくわしく、医術に熱心で、たくさんの病気をみて、その経過を知っているのは良医である。医者になって医学を好まず、医道に志がなく、また医書を多く読まず、読んでもじっくり考えず、学理に通じなかったり、または医書を読んでも旧説にこだわって、臨機応変の処置ができなかったりするのは、医者でなくて職人である。俗医のなかには、利口で医学と治療とは別だとし、学問は病気をなおすのに不用だといって、自分の無学を弁護し、人情になれ、世事に熟し、権力者や貴族の家にへつらって近づき、虚名を得て、運よく世にもてはやされているものが多い。これを名づけて福医とも時医ともいう。これは医道にはうといが、偶然に地位の高い人を一人か二人みて、たまたまうまくいって有名になり世間にもてはやされたのである。才も徳もない人が、偶然に富貴になるのと同じである。およそ医者が世間にもてはやされるか、もてはやされないかは、良医が選定したことではなく、医道を知らないしろうとのすることであるから、たまたまよくはやるからといって良医と思ってはいけない。その術は信じられない。

医は意なり

古人が「医は意なり」といった。その意味は、意《こころ》がくわしいと医道を知ってよく病気をなおす、ということである。医書を多く読んでも医道に志がなく、注意がたりず、工夫しないでいると医道がわからない。病気をなおすのが下手なのは、医学を学ばないのと同じだ。医者の上手下手は、医術をよく知っているか知らないかによる。しかし医書をひろく見ていないと、医道をくわしく知る方法がない。

君子医・小人医

医者となるからには、君子医になるべきだ。小人医になってはならぬ。君子医は人のためにする。人を救うことだけが志である。小人医は自分のためにする。自分の利益だけを志し、人を救うことだけに志すことがない。医は仁術である。人を救うことをもって志とすべきである。これが人のためにする君子医である。人を救う志がなくて、ただ自分の利益をもって志とするのは、これはわがためにする小人医である。医は病人を救うための術であるから、病家の貴賤・貧富のへだてなく、心をつくして病気をなおすべきである。病家より招かれたら、貴賤の区別なく、早く行くべきだ。ぐずぐずしていてはいけない。人の命はいたって重い。病人をおろそかにしてはいけない。これは医者たる職業の義務である。小人医は医術がはやると、自分をえらいもののように思って、貧賤な病家をあなどる。これは医の本意を失ったものである。

医者になったら

ある人がいうのに、君子医となって人を救うためにせよというのは、まことに当然だ。もし医者になっても、張仲景《ちょうちゅうけい》（後漢の医者）や李東垣のように富貴の人なら、自分の利益のためにしないでも、貧乏で困る心配はなかろう。だが貧家の子が医者になった場合、自分の利益をかえりみず、ただ人を救うためだけにやったら飯の食えぬ心配があるではないかと。答えていいたい。自分の利益のために医となるのは、たとえば貧賤な者が、禄をもらうために君に仕えるようなものだ。実際には禄をもらうためにするのだが、一度君に仕えたら自分のことは忘れて君のためにだけつくすべきだ。大義名分を問われるところでは、もらう禄の多少によらず、一命を捨てるべきだ。これは人の臣たる道である。よく君に仕えれば、君恩によって、禄は求めないでも自然にもらえるものだ。一度医者になったら、ひとえに人の病気をなおし、命をたすけるのに専心すべきことは、君に仕えて自分を忘れて、忠義に専心するのとおなじにするがよい。自分の利益をはかってはいけない。そうやって、よく病気をなおし人を救ったら、利益を得ることは、こちらから求めないでも、むこうでしてくれるだろう。ただひたすら医術に勤めて、利益をむさぼってはならぬ。

医者は医道に専一に

医者となったものは、家にいるときはいつも医書を見て学理を研究し、病人を見ては、その病気のことを書いた治療書を考えあわせ、細心の注意をもって薬の処方を定めるべきである。病人を受け持ったら、他のことに気を取られず、ただ医書を考え、こまかいことまで思慮すべきである。およそ医者は医道に専一というのでないといけない。ほかに珍しいものを愛玩してはならぬ。専一でないと医業にくわしくなれぬ。

医者でなくても

医者でなくても、薬のことを知っていると、養生したり人をたすけたりするのに役にたつ。しかし医療を上手にするのは、医学を学ぶものでないと本業でないから、うまくいかぬ。自分で医薬を使うよりも、良医を選んで任すべきである。医学を学ぶのでないものが、乱暴に、むやみに自分で薬を使ってはならない。ただ概略の医術に通じて、医者の上手下手を見わけ、薬の本を参考にし、薬の性質と食物のよいものと毒になるものとを知り、治療書を読んで、日用の救急の薬をつくり、医者の来ないとき、急病をなおし、無医村や旅行中でちょっとした病気をなおすのは、養生・救急に役にたつから、ひまのある人はすこし心得ておくがよい。医術を知らないでいては、医者の良し悪しもわからず、ただ世間でもてはやされている人を良いと思い、はやらぬ人を悪いと思ってしまう。だから『医説』に「明医は時医にしかず」（名医は流行医にかてない）といっている。医者の良し悪しを知らないで、庸医に父母の命を任せ、自分のからだを任せ、医者に誤診されて死んだ例が世間に多い。用心しないといけない。

医者になるには

武士の子でも庶民の子でも、小さい時、医者になるような才能があったら、早く儒書を読ませるがよい。その学力で医書に通じ、よい先生について十年かけて『内経』『本草』[*1]次いで歴代の名医の書を読んで学問し、しだいに医道に通じたら、また十年かけて病人について、いろいろの症状を長期にわたってみて習熟し、近代の日本の先輩の名医の治療法も学び、臨床に長い間なれて、臨機応変を知り、日本の風土に適応し、その術がいよいよ精緻になって、医学と経験とが前後あわせて二十年になったら、きっと良医になるだろう。病気の治療にはいつも成功して、人をたくさん救うだろう。そうすれば自然有名になり、地位の高い家やりっぱな人物からも招かれ、武士からも庶民からも尊敬され、信用をうけ、報酬もたくさんもらって、一生困らぬだろう。こういうように、よく努力して、わが身に学識がそなわったら、名も富も地上のちりを拾うくらい簡単に手に入るものだ。これは武士や庶民の子が、貧乏から名利を得るためのよい計画といえよう。こういうよい技術家は国の宝である。諸侯は、早くこういう良医を養成されるがよい。医者になろうと思う人が、もし庸医のやっていることを学び、愚かな世間の言を信じて、医学を学ばないで、俗な教師に従って中国の医書を読まず、病気の原因と脈を知らず、薬物学に通じないで薬の性質を知らず、医術に無知で、ただ近世の日本の医者がつくった仮名で書いた医書を二、三巻読んで、薬の効能を少し覚え、よい服を着て、外形や挙動を恰好よくし、弁舌を巧みにして、人のもてなしをつくろって富貴の家にへつらって近づき、偶然を求めて金持の医者になりたがってそのまねをしていては、一生つまらない医者にしかなれぬ。こういうつまらない医者は、医学の勉強などするとかえって治療は下手になるなどと言いふらして学問のある医者をそしる。医者になって、天道が子としてあわれみ給う万民の、この上ない尊い生命をあずかり、世間に無限に多い病気を治療するのに、こういう卑屈な術を行なうのは、論ずるに値しない。

＊1『神農本草経』のことで、神農氏の作とつたえられるが、後漢の時代に述作されたといわれる。薬種三六五をのせ、薬物に関する原典とされている。のち明の李時珍が撰述して五十二巻としたのが、『本草綱目』である。

俗医は学問をきらって

俗医は学問をきらって勉強しない。近代の名医のつくった仮名で書いた医書をみて、薬の処方を四、五十使い覚えると、医道は知らないが、病人の扱いになれて、普通にある病気をなおすことは、医書を読んではいるが病人の扱いになれていないものよりうまい。たとえば稗《ひえ》の熟したのが、五穀の未熟なのよりうまいようなものだ。しかし医学を知らぬ医者は、ややもすると気の虚実・寒熱をとりちがえ、実を虚としたり、虚を実としたりする誤診があり、目にみえぬ禍が多い。寒に似た熱症があると思えば、熱に似た寒症がある。虚に似た実症（気が充満する病）があると思えば、実に似た虚症（気のなくなる病）がある。内傷と外感とはたいへんよく似ている。このようにまぎらわしい病気は多いものだ。根が深く診断のむずかしい病気やめったにない稀病もある。こういう病気を治療するのは医学を知らないではできない。

まず志をたてて

医者となろうと思う人は、まず志をたて、ひろく人を救済するのに誠実をむねとし、病人の貴賤によらずに治療をすべきである。これが医者となるものの本意である。医道をよく知り、技術によく通じると、こちらから人にてらったり、世に求めなくても、自然に人に大事にされて、幸福を得ること限りないだろう。もし自分の利益を求めるだけが目的で、人を救済する志がなかったら、仁術の本意を失って、天道・神明の加護のあるはずがない。

貧民と愚民と

貧民は医者にかかれないで死ぬが、愚民は庸医に誤診されて死ぬのが多い、と古人はいった。あわれなことだ。

医術は博く書を読んで

医術は、博く書を読んで考えないと事実を知ることができない。精しく理をきわめないと研究にならない。博《ひろき》と精《くわしき》とは医学を学ぶ要綱である。医学を学ぶ人は初めから大成しようと志し、博くまた精しくなければならぬ。両方ともそなわらないと駄目だ。志が小さくて勉強が粗であってはいけない。

日本の医者と中国の医者と

日本の医学が中国に及ばないのは、まず学問の努力が中国人に及ばないからである。ことに近世は、仮名の治療書が世間にたくさん刊行されている。古学を好まない医学生は、中国の書はむずかしいといって嫌って読まない。仮名書きの本を読んで、医道はこれで十分だと思って、むかしの医道を学ばない。これが日本の医者が医道にくらく、下手な理由である。昔いろは仮名ができたために、世間一般が文盲になったようなものだ。

医道に心を

歌を詠むのに、「ひろく歌書をよんで歌学ありても、歌の下手はあるものなり。歌学なくして、上手は有るまじきなり」と心敬法師（室町中期の歌人）はいった。医術もこれと同じだ。医書を多く読んでも下手な医者はいる。それは医道に心を用いず精しくないからである。医書を読まないで上手であるはずはない。中国・日本に博学多識で、道を知らぬ儒者は多いが、博く学ばないで道を知っている人はないようなものだ。

医者は仁の心を

医は仁の心をもって行なわねばならぬ。名誉・利益を求めてはならぬ。病気が重く、薬ではたすからぬとわかっていても、病家よりぜひ薬がほしいといってきたら、たくさん薬を与えて、その心をなぐさめるべきである。あの人は診断が上手で、生死をうまくあてたという評判を得ようと思って、病人に薬を与えないで、放置して死なすのは、人情に欠けている。医者が薬を与えなかったら、病人はますます落胆するのはいうまでもない。あわれなことだ。

古法を研究して

医を学ぶには古法を研究し、博く学び、むかしの多くの治療法について参考にするがよい。また現在の時代の機運を考え、からだの強弱を計算し、日本の状況と民俗の風習や気質を知って、近古わが国の先輩の名医の治療経験を参考にして治療すべきである。古法にもとづいて、いまの時代にうまくあっていれば、間違いが少ないだろう。古法を知らないで、いまの時代にあわそうとするのを鑿《うがつ》という。古法にかかわって今の時代にあわないのを泥《なずむ》という。誤りは共通している。昔のことを知らず、今のことに通じていなくては、医道は行なわれない。聖人も「故《ふる》きを温《たず》ねて新しきを知る。以て師とすべし」といわれた。医師もまたこうなくてはならぬ。

適中と偶中と

薬が病気にうまくあうのに、適中と偶中とがある。適中は良医の薬がかならずあうことをいう。偶中は庸医の薬が病気にたまたまあったことをいう。これは病人が幸運であったために、医術は下手だったが、幸いにして薬が病気にあったのである。もちろん庸医なのだからあわないことのほうが多い。良医の適中の薬を使うべきだ。庸医は信頼できない。偶中の薬は危険である。適中は弓の上手な人が的にあてるようなものだ。偶中は下手な人が放った矢が思いがけず的にあたったようなものだ。

庸医が多くなるのは

医者になろうとするものが、偶然に富貴の家に信用されて金持になった医者をうらやましがって医学を勉強せず、ただ権力者の家にいつも出入りし、へつらい求めて、名と富とを得るのが多い。医術がすたれて、庸医の多くなるのはこのためである。

医学生でなくても

いろいろの技芸には、日常のことに無益なものが多い。そのなかで医術だけは有益なものである。医学生でなくても少し学んでおくがよい。およそ儒者は、天下の事は何でも知っていないといけない。だから古人は、医学も儒者のやらねばならぬことの一つだといった。ことに医術は自分の養生にもなり、父母に仕え、人を救うのに役にたつからいろいろの雑芸よりも、いちばん有益だ。知っていないといけない。しかし医学生でないのだから、治療の技術に習熟しないで、かってに薬を使ってはいけない。

医学生の読むべき書は

医書は『内経』と『本草』とを本とする。『内経』を研究しないと、医術の学理、病気の原因を知ることができない。『本草』に通じていないと、薬の性質がわからず、処方がつくれない。また食品の性質を知らないでは、食べていいものといけないものがきめられず、また食餌療法ができない。だから、この二書を医学の基本とする。二書を学んだあと読むべき書に、秦越人《しんえつじん》（周代の医者）の『難経』、張仲景の『金匱《きんき》要略』、皇甫《こうほ》謐《ひつ》（晋の医者）の『甲乙経』、巣元方《そうげんほう》の『病源候論』、孫思邈の『千金方』、王燾《おうとう》（唐代の医者）の『外台秘要』、羅謙甫《らけんほ》（元代の医者）の『衛生宝鑑』、陳無択《ちんむたく》（宋代の医者）の『三因方』、宋の恵民局の『和剤局方証類』『本草序例』、銭仲陽《せんちゅうよう》（北宋の小児科医）の書、劉河間《りゅうかかん》（金代の医者）の書、朱丹渓の書、李東垣の書、楊珣《ようしゅん》（明初の医者）の『丹渓心法』、劉宗厚《りゅうそうこう》（明の医者）の『医経小学』『玉機微義』、熊宗立《ゆうそうりつ》（明の医者）の『医書大全』、周憲王（明の文学者）の『袖珍方』、周良采《しゅうりょうさい》（明の医者）の『医方選要』、薛立斎《せつりゅうさい》（明の医者）の『医案』、王璽《おうじ》（明の医者）の『医林集要』、楼英《ろうえい》（明の医者）の『医学綱目』、虞天民《ぐてんみん》（明の医者）の『医学正伝』、李梃《りてい》（明の医者）の『医学入門』、江篁南《こうこうなん》（明の医者）の『名医類案』、呉崑《ごこん》（明の医者）の『名医方考』、龔廷賢《きょうていけん》（明の医者）の書数種、汪石《おうせき》山《ざん》（明の医者）の『医学原理』、高武《こうぶ》（明の博物学者）の『鍼灸聚英』、李中梓《りちゅうし》（明の医者）の『医宗必読』『頤生微論《いせいびろん》』『薬性解』『内経知要』がある。また、薛立斎の書十六種がある。医統正脈は四十三種ある。歴代名医の書を集めて一部としたものである。これみな医学生の読むべき本である。年の若い時、まず儒書を読み覚え、その力で右の医書を読んでよく覚えるのがよい。

歴代の名医

張仲景は百世の医祖である。その後、歴代の名医は少なくない。おのおのが明らかにしたところは多いが、それぞれにかたよった点があるから取捨しなければならぬ。孫思邈は養生の祖である。『千金方』を書いた。養生の術でも治療法でもみなこの本を本家とすべきである。老荘が好きだったので異術を使うが、長所は多い。医学生に、儒書に通じ易を知るようにすすめている。盧照鄰《ろしょうりん》（唐の学者）に答えた数語は、みな真理である。この人は後世に益している。医術に功労のあったことは、皇甫謐・葛洪《かっこう》（晋の道士）・陶弘景《とうこうけい》（梁の人）の諸子以上である。百歳以上も生きたのは、よく保養の術に長じた証拠であろう。

日本の治療書

昔、日本に治療書の渡来したはじめは『千金方』である。近世になって医書が印刷されたはじめは『医書大全』である。この本は明の正統十一年（一四四六）に熊宗立という人の編集したものである。日本に大永の初めにきて、同八年（一五二八）、和泉国の医者阿佐井野宗瑞《あさいのそうずい》（婦人科医）が刊行した活板である。正徳元年（一七一一）まで一八四年である。その後、活字の医書がだんだん発行されるようになった。宝永六年（一七〇九）以後、一枚板に刻んで印刷した医書がようやく多くなった。

ひろく異同を研究し

およそ諸医の治療書にはかたよった説が多い。誰か一人を本家とし、その人の本だけを用いていては治療ができない。研究者たるもの、多く治療書を集め、ひろく異同を研究し、そのいい所をとり、間違った所を捨てて医療をすべきである。今後も才能と学識のある人が、世のためになろうとする志があったら、ひろく治療書を選んで、その重複を削って煩雑を除き、その精粋を集めて一書をつくれば、ほんとにいい全書ができ世間で重宝されるだろう。これは適当な人がでてきてやるだろう。およそ近代の治療書・医論・脈法・処方は同じことがたいへん多い。とくに龔廷賢の治療書数部は同じことが多く、何べんも出てきてわずらわしい。無用の雑言も多い。およそ病気と面と向かってたくさんの治療書を調べるのはめんどうである。急病に対しては、急にひろく調べて、それにあったよい処方を選びだしにくい。同じことが多く、似たような本をたくさん集めて調べるのもわずらわしい。才能と学識のある人は、無益のことをして暇をつぶすより、こういう有益なことをして、世のためにつくされるがよかろう。世にそういう才能のある人が、いないはずはないと思うが、どうか。

古い医学と新しい医学と

『局方発揮』（元の朱震亨の著書）が出てから『和剤局方』（宋の官撰処方集）はすたれた。『和剤局方』には古方が多い。むかしの医学を研究するのに役に立つから捨ててはならぬ。ただ烏頭附子等の燥剤（気をかわかす薬、劇薬）を多くのせているのは採用できない。近古、日本では『医書大全』が使われている。龔廷賢の治療書が流布してから、東垣の書および『医書大全』、その他の治療書もいまの医者は用いないので、医術がせまく、粗雑になっている。『三因方』『袖珍方』『医書大全』『医方選要』『医林集要』『医学正伝』『医学綱目』『医学入門』『名医方考』『医学原理』『奇効良方』(明の方賢の著書)『証治準縄』(明の医者王肯堂の著書)そのほかの治療書を多く研究すべきである。『医学入門』は医術の大略のそなわった好著である。龔廷賢の本ばかり用いるのはよくない。龔氏の医療は明末の風俗の衰えた時代に適した医術として世に行なわれたものである。日本でもまたそのとおりだ。しかるべきことはえらんで所どころ採用してもいいが全部を信じてはいけない。なぜかというと、龔氏の医術は見識がひくい。他人のつくった書から盗作し、他医の治療の手柄を自分の手柄のように書いている。常法にあわない書をつくって人に淫を教え、紅鉛(経水)などという不潔なものを人にすすめてのませて、良薬だなどという。自分の医術をひけらかして自分でほめている。これみな人間として不潔である。賤しいことだ。

他医をそしるのは

自分より以前に病人に薬を与えた医者の治療法がたとえ誤っていても、前医をそしってはならぬ。他医をそしり、自分の医術をほこるのは小人のくせである。医の本意でない。その心情が賤しい。聞いた人に軽蔑されるのもなさけない。

本草は

本草の内容は古人の説がまちまちで一様でなく、異同が多い。内容を考えあわせて、選んで用いるがよい。また薬物も食品も、人の性により、病状により適不適がある。一概によしあしを定めにくい。

医術の要点は

医術もすることが多いが、要点は三つである。一は病論（病理学）、二は脈法（診断学）、三は薬方（治療学）である。この三つのことをよく知っていないといけない。運気（運勢）、経絡《けいらく》（身体の脈管系）なども知っていたほうがいいが、三つの要点のつぎである。病論は『内経』を本として、名医たちの説を研究するがよい。脈法は脈書数家を研究するがよい。薬方は本草を本とし、ひろくいろいろの治療書を見るがよい。薬物の性質をくわしく知っていなかったら処方をつくれず、病気に適応させることができない。また食物の良否を知らなかったら、健康者にも病人にも、保養に間違いがあるだろう。薬物の性質や食物の性は、みな本草をよく知っていないとわからない。

治療しないのは中医とおなじ

病気になっても治療しないのは、いつも中医にかかっているようなものだとある人がいった道理はそのとおりだと思う。だから病気になったら、ただ上医の薬をのむのがよい。中・下の医者の薬はのんではならぬ。それなら今どき、上医などというのはめったにないから、多くは中医か下医だろう。薬をのまないのなら医者などなくてよかろうという人もある。それに答えていいたい。そうではないのだ。病気があってもすべてがなおるとはかぎらぬ。薬をのむなというのは、寒熱・虚実などの、病気が似ていてまぎらわしく、診断のむずかしい病気のことをいったのだ。軽いなおりやすい症状は下医でも治療ができる。風邪・咳《せき》に参蘇飲《じんそいん》*1、風の邪気の発散するのは香蘇散・敗毒散《はいどくさん》・藿香正《かっこうしょう》気散《きさん》*2、食滞に平胃散・香砂平胃散、*3こういう種類はまぎれのない、疑いのない病気だから下医でも治療しやすい。薬をのんでも害がなかろう。右の症状でも薬のきかぬむずかしい病気なら薬を用いないでよい。

＊1　陳皮・茯苓・紫蘇・半夏・桔梗・前胡・葛根・枳殻・甘草・人参・木香よりつくる。

＊2　敗毒散は、羌活・独活・前胡・柴胡・枳殻・川芎・桔梗・茯苓・甘草を主成分とする。藿香正気散は、藿香・陳皮・白朮・厚朴・半夏・桔梗・大腹皮・紫蘇・白芷・茯苓・甘草を主成分とする。

＊3　平胃散は、蒼朮・厚朴・陳皮・生薑・棗・甘草よりつくる。香砂平胃散は、香附子・蒼朮・陳皮・枳殻・藿香・縮砂・木香・甘草よりつくる。

巻七

用薬

医者に上・中・下

人のからだは全然病気がないというわけにはいかない。病気になると医者を招いて治療を求める。医者には上・中・下の三種類がある。上医は病を知り、脈を知り、薬を知る。この三つの知識で病気を治して、その功労は申し分がない。まことに世の宝であって、その功労はよい宰相につぐものであると古人がいっている。下医は三つの知識がない。むやみに薬を与え傷つけることが多い。薬というものは補瀉（からだに入るものと出て行くもの)、寒熱の原因である良気・毒気をかたよらせて治すものである。その気をかたよらせて病気をせめるのであるから、参芪《じんぎ》のような上等の薬をもみだりに使ってはいけない。その病気にうまく合ったものが良薬である。これはかならずききめがある。その病気に合わないものを毒薬という。これは無益であるばかりでなく害がある。また中医という医者もある。病気と脈と薬を知ることは上医に及ばないけれども、薬はみな気をかたよらせるもので、みだりに用いてはいけないことを知っている。だからその病気に合わない薬を与えない。『漢書』に班固がいっている。「病ありて治せざれば常に中医を得よ」と。その意味は病気があっても、もしその原因がわからず、脈が詳しくわからず、その処方を正確に定められなかったら、用心してむやみに薬を与えないということである。だから病気があっても治療しないのは中医である。下医がむやみに薬を使って人を傷つけるよりもよろしい。だから病気の時、もし良医がなかったならば庸医(やぶ医者)の薬をのんでからだをそこなってはならない。むしろ保養をよく慎んで薬を用いないで、病気が自然に治るのを待ったほうがよい。こうすれば薬毒にあたらないで、はやくなおる病気が多い。死ぬに定まっている病気は薬を用いても生きない。下医は病気と脈と薬を知らないけれども、病人の家族の求めに任せて、むやみに薬を用いて多く人を傷つける。すぐには傷つけないけれども、病気を助長して治癒をおくらせる。中医は上医に及ばないけれども、知らないことは知らないとして、大事をとって病気をむやみに治療しない。こういうことがあるので「病あれども治せざるは中品（中等）の医なり」といっている。古来の名言である。病人もまたこの説に従って、合わない薬をのんではいけない。世間では病気になると早く治そうと思って、医者の良し悪しを選ばないで、庸医の薬をしきりにのんで、かえってからだをそこなうものがある。これはからだを愛するというが、実はからだを害するのである。古い言葉に「病傷は猶《なおいや》療すべし。薬傷は最も医《いや》し難し」とある。それであるから薬をのむ時は用心して恐れないといけない。孔子も季康子《きこうし》（季孫肥《ひ》、魯の家老）が薬を贈ったのをまだとどかないといって服用されなかったのは、病気に対して謙虚であったからである。聖人の御教えは手本としなければならぬ。現在の人はその病気の原因を明らかにせず、脈を詳しく察しないで、病気に合うのと合わぬのがあるのを知らないで薬を処方する。薬はみなかたよった毒があるから畏れないといけない。

薬をむやみにのまない

孫思邈《そんしばく》がいっている。「人故なくんば薬を餌《くら》うべからず。偏《ひとえ》に助くれば（一方だけを助けると）蔵気不平にして（気が平衡を失して）病生ず」と。

薬には偏性が

劉仲達《りゅうちゅうだつ》(唐の医者)が『鴻書《こうしょ》』に「疾《やまい》あって、もし明医なくば、薬をのまず。只、病のいゆるをしずかにまつべし。身を愛し過し、医の良否をえらばずして、みだりに早く薬を用うる事なかれ。古人、病あれども治せざるは中医を得ると云う。この言至論《しろん》なり」といっている。庸医の薬は、病気に合うことが少なく、合わないことが多い。薬はみな偏性のあるものだから、その病気に合わないとかならず毒になる。それだから一切の病気に、むやみに薬をのんではいけない。病気の災よりも薬の災のほうが多い。薬を用いないで養生を慎んで治したら、薬の害がなく治ることも早いだろう。

良医は臨機応変に

良医が薬を用いるのは、臨機応変といって、病人の寒熱・虚実の機にのぞんで、その時の変化に応じ、よいほうに従う。一つの方法にこだわることがない。たとえば戦の上手な大将が、敵にのぞんで変に応じるようなものである。かねてから戦法をきめておけるものではない。そのときにあたってよい方に従うべきである。しかし昔からの方法をよく知って、その力で現在どうすればよいか、変に応ずべきである。昔の方法を知らないで、今いちばんよいことをしようと思っても、基本がなくてはうまくやれない。故《ふる》きを温《たず》ねて新しきを知るというのは良医である。

脾胃を養うには

脾胃を養うには、ただ穀物と肉類とを食べていればよろしい。薬はみな気をかたよらすものである。参芪《じんぎ》・朮甘《じゅつかん》は上薬で毒がないというけれども、病気に合わないときは胃の気をとどこおらせ、かえって病気を生じ、食をさまたげて毒になる。まして攻撃のあらく強い薬は、病気に応じないときは大いに元気をへらす。このために病気のない時は、ただ穀物と肉類とをもって養うがよい。穀物・肉類が脾胃を養うのは参芪で補うのよりもよろしい。それだから古人の言葉に「薬補は食補にしかず」といっている。老人はことに食補をするがよい。薬補はやむを得ないときだけ使うがよい。

自然になおる病気

薬をのまないで自然になおる病気が多い。これを知らないでむやみに薬を使って、薬にあてられて病気を重くし、食欲をなくし、長くなおらないで死んでしまう者もまた多い。薬を使うことには用心しなければならない。

病気がはじめておこった時

病気がはじめておこった時、診断がはっきりついていなかったら、むやみに早く薬を使ってはいけない。診断がついてから薬を使うがよい。いろいろの病気が重くなるのは、たいていは初めの時に薬を間違えるからである。間違って病気に反対の薬を使うとなおりにくなる。だから治療の要点は初めにある。病気がおこったならば早く良医を招いて治療するがよい。病気によってはおそく治療すると病気が重くなってなおりにくい。扁鵲《へんじゃく》（秦越人）が斉公《せいこう》（斉の大名、ここでは桓公）にこのことをいっている。

長生の薬なし

丘処機《きゅうしょき》（金末元初の道士）が「衛生の道ありて長生の薬なし」といったのは、養生の道はあるけれども、生まれつきもっていない命を長くする薬はない、ということである。養生はただ生まれつきもっている天寿を保つ道である。むかしの人も術者にたぶらかされて、長寿の薬というものを用いた人が多いが、その効果がなく、かえって薬の毒にそこなわれた人がある。これ長寿の薬がないからである。長い間苦労して長寿の薬としてのんでも無益である。信じてはならぬ。内欲を制限し、外邪を防ぎ、起居を慎み、動静を適時にすれば、生まれつきもっている天寿をまっとうすることができる。養生の道があるからである。丘処機の説は千古の迷いをやぶったものである。この説は信じてよい。すべて疑うべきを疑い、信ずべきを信ずるのは迷いをとく道である。

薬を選ぶ

薬屋の薬に良いものと悪いもの、ほんものとにせものとがある。用心して選ばないといけない。性の悪いものと偽薬とは用いてはならない。偽薬とは本当でないにせものの薬である。枸橘《くきつ》を枳殻《きこく》（からたち）とし、鶏腿児《けいたいじ》（かわらさいこ）を柴胡《さいこ》（かまくらさいこ）とするたぐいである。また薬の良し悪しに気をつけるがよい。その病気に良い処方であっても、薬の性質が悪いとききめがない。また薬の調合に用心するがよい。薬の性質がよくても、調合が間違っていると効かない。たとえば食物もその土地や時節により味の良し悪しがある。また良い品物も料理が悪いと、味がなくて食べられないようなものである。だからその薬の性質の良いのを選んで、正確に調合するがよい。

薬を煎じるには

どんな味のいいものも、煮る方法を間違えると味が悪い。良薬も煎じる方法が違うと効きめがない。それだから薬を煎じる法をよく知っていないといけない。文火《とろび》とはやわらかな火である。武火《つよび》とは強い火である。文武火とは強くもなく弱くもないちょうど加減のよい火である。風寒をちらし、食滞を消して通じをよくするような強い薬を利薬という。利薬はつよ火で煎じ、はやく煮あげ、まだ熟さないで、生気の強いのをのむがよい。このようにすると薬の力が強くて邪気にかちやすい。長く煎じて熟してしまうと、薬に生気の力がなくなって弱くなる。邪気にかてない。補湯（保健薬に使う煎じ薬）はやわらかなとろ火でゆっくりと時間をかけて煎じつめてじゅうぶん熟させる。こうしないと補いにならない。それだから利薬は生《き》がよく、熟したのはよくない。補薬は熟したのがよく生はよくない。薬を煎ずるにこの二つの方法があることを覚えておくがよい。

中国の薬量と日本の薬量と

薬剤の一回量の大小は、中国の古法を参考にし、わが国の土地に合うように、過不足がないようにするがよい。近古仲井家《なからい》（仲井道三を先祖とする京都の医家）では、日本の土地、民族の風習・気質に合うようにと、薬の重さ八分（三グラム）を一服とする。医家によっては一匁《もんめ》（三・七五グラム）を一服とする。いまの一般の医者の薬剤は一服の重さは六、七分から一匁の間である。一匁より多いのはまれである。中国の薬剤は、医書を見ると、一服が三匁から十匁ぐらいある。東垣《とうえん》は三匁を用いて一服としたことがある。中国の人は薬を煎じる水が少量で、薬の一服が多いから煎じた汁がたいへん濃く、薬の力が強く、病気を早くなおすという。それなのに日本の薬がこんなに小服なのはなぜか。日本の医者の薬剤が小服なる理由は三つあるという。第一は中国の人は日本人より生まれつきが丈夫で腸胃が強いから、飲食が多く肉をたくさん食べる。日本人は生まれつき弱くて腸胃も弱く、食が少なく、牛馬犬羊の肉を食べるようになっていない。軽いものを食べるようになっている。このために薬剤もむかしから小服に調合するという。これが一説である。しかし中国の人も、日本の人も同じように人間である。日本人が小さくて弱いといっても、いまの医者の使うように、中国人の三分の一、五分の一ほどの少量にしなければならぬことはない。それゆえに日本の薬をこんなに小服にしてはいけないという人がある。またある人の説に、日本は薬種が少なく、ないものが多い。遠い中国や諸外国から船で運んでくるのを買うので値段が高い。大服にすると値段が高くなる。だから薬を大服に調合できない。ことに貧乏な医者は薬種をおしんで多く使わない。だから小服にしたのを、むかしから習慣になって富貴の人の薬にも小服を使うという。これは一説である。また日本の医者は中国の医者に及ばないから薬を用いるときに、その病に合わないのではないかと恐れる。だから思いきって一服を大服にして使えない。もし大服にしてその病気に合わないと、かえって害になることを恐れるので小服を用いる。薬が病気に応じなくても、小服であれば大した害はない。もしうまく合えば小服でも何日も使えば益はあるだろう、ということで昔から小服を用いるという。これもまた一説である。この三説によって日本の薬は古来小服であるという。

使うなら薬量をもっと多く

日本人は中国人のように丈夫で腸胃が強くないから、薬を小服にするのがよいというが、そのからだつきや大きさが似たようなものなので、その薬量が中国人の半分にも足りないのはおかしい。だから薬をもう少したくさん使うほうがいい。たとい昔から間違って小服になってきたといっても、過失を改めるのに遠慮してはならぬ。現在医者の薬剤をみると、一服がいかにも小さい。保健薬としても助けにならないだろう。まして利湯を使う病気は、外から風寒が皮膚をきずつけ大熱を生じ、内では飲食が腸胃をふさぎ、積滞《しゃくたい》（積聚やとどこおり）は重く、鬱結《うっけつ》ははなはだしく、内外の邪気ははなはだ強い病気である。どうして少量でなおせよう。少量の薬をもって大きなる病邪に勝てないことは、ちょうど一杯の水で車一台の薪の火を消せないようなものである。また小人数の兵隊で大敵に勝てないようなものである。薬の処方がその病気によく合っていても、こんな小服では薬は無力で効くはずがない。砒毒《ひどく》でも人が服すること一匁に及んで死ぬと古人はいっている。一匁より少なくては砒霜《ひそう》をのんでも死なない。河豚《ふぐ》もたくさん食わなければ死なない。強い大毒でもこのようなものである。まして力の弱い小服の薬がどうして大病に勝てるだろうか。この理をよく考えて、小服の薬は効果がないことを知るべきである。いまの医者の用いる薬の処方は、病気に合うのも多いだろう。しかし早く効果をあらわさず、病気がなおらないのは、小服で薬の力が足りないためではないか。

利薬の分量は

これは自分の考えだが、利薬（攻撃薬）は一服の分量を一匁五分以上二匁にするのがいいと思う。その間の軽重は人の大小・強弱によって増減すればよい。

補薬の分量は

補薬の一服の分量は一匁から一匁五分がよい。補薬がよく通らない人は、一服一匁あるいは一匁二分にするがよい。これもまた人の大小・強弱によって加減する。また利薬でもあり補薬でもある薬がある。それは一服一匁二、三分から一匁七、八分にするがよい。

婦人の薬量は

婦人の薬量は男子より小服でよろしい。利湯は一服一匁二分から一匁八分まで。補湯は一匁から一匁五分にする。気が強くからだの大きい人はこれより大服でよろしい。

子どもの薬量は

子どもの薬量は一服は五分より一匁までにする。これまた子どものからだの大小をはかって加減するがよい。

薬を煎じる水の分量は

大人の利薬を煎ずるとき、水をはかる盞《さかずき》は一盞《さん》に水たいてい五十五匁（二〇六グラム）から六十匁（二二五グラム）ぐらいだろう。これは盞の重さを除いた水の重さである。一服の大小にしたがって水を加減する。利薬は一服に水一盞半入れて薪をたくか、かた炭を多くたいて、つよ火で一盞に煎じつめ、一盞を二度にわけて、一度に半盞のむがよい。滓《かす》はすてる。二度煎じてはいけない。病気がひどい時は、一日一盞を二服、なおそれよりも多くのむこともあろう。大熱があってのどの渇く病気には、適当に多く用いてよい。補薬を煎じる時は、一盞に水を入れること、盞の重さをのぞいて重さ五十匁から五十五匁までにする。これもまた一服の大小にしたがって水を加減する。強い人の薬で小服なのには、水五十匁を入れる盞を使う。強い人の薬で大服なのには水五十五匁入る盞を使うがよい。一服に水二盞いれて、けし炭を用い、とろ火でゆっくり煎じつめて一盞とし、滓にまた水一盞入れて半盞まで煎じつめ、前後合わせて一盞半となったのを、少しずつ胸につかえないように、空腹の時に三、四度に温めてのむ。補湯は一日に一服、もし胸につかえやすい人は、人によって朝夕はのみにくいから、昼間二度のむ。日の短い時は日に二度はつかえてのみにくい人がある。回数は病人によってきめればよい。つかえない人には朝・夕・昼間、一日に一服、なおその上のんでもよい。食滞があったら補湯をのんではいけない。食滞がなおってからあとのむがよい。

補薬は　補薬はとどこおりやすい。とどこおると害があって益がない。利薬をのむときよりもかえって心を用いなければならぬ。もし薬の分量が多くて気がふさがるのであれば、分量を少なくするがよい。あるいは煎じる時に棗《なつめ》をとって生薑《しょうが》を増やすのがよい（煎じ薬は主成分のほかに調味料の意味で棗や生薑を加えた)。補中益気湯《ほちゅうえききとう》＊1などの胸につかえてのめないときは、乾薑《かんきょう》・肉桂を加えるように薛立斎《せつりゅうさい》(明の医者)が『医案』のなかでいっている。また病気によって附子《ぶし》・肉桂を少し加え、升麻《しょうま》・柴胡を＊2用いるが、二薬とも火を使ってはいけないので、酒で炒《い》って使う。これは『正伝或問《しょうでんわくもん》』(『医学正伝』付録の或問)の説である。また升麻・柴胡をとって肉桂と生薑を加えることもある。李時珍も、補薬に少し附子を加えるとその効きめが強くなるといっている。弱い人の無熱の病気には、薬力をよく循環させるためなら、一服に五厘か一分加えてもよい。しかしそれは病状によることで、丈夫な人には使わないほうがよい。

＊1　甘草・人参・陳皮・白朮・当皈・柴胡・升麻・黄芪を主成分とする。
＊2　升麻は、さらしなしょうまともいい、うまのあしがた科の多年生植物。根茎を解熱・解毒に用いる。柴胡は、みしまさいこともいい、せり科の多年生植物。根を解熱に用いる。

小さい人と弱い人には

からだが小さくて、腸胃の小さい人や弱い人には薬の分量は小服でよい。しかし一匁より少なくてはならぬ。からだが大きくて腸胃の広い人や強い人は薬は大服がよい。

子どもの薬を煎じるには

子どもの薬に水をはかる盞は一服の大小によって違うが、水が五十匁から五十五匁ほどはいる盞を使う。これもまた盞の重さをのぞいた水の重さである。利湯は一服に水一盞を入れ、七分に煎じ、二、三度に用いる。滓はすてる。補湯には水一盞半を用いて七分に煎じ、その時その時に温めてのむ。これまた滓はすてる。あるいは滓にも水一盞を入れて、半盞に煎じつめて用いてもよい。

薬の量は中国の半分に

中国の法によると、父母の喪はかならず三年である。これは天下古今に通じる法である。日本人は体気・胃腸が弱い。だから古法によって朝廷から一年の喪が定められた。三年の喪は二十七ヵ月である。一年の喪は十二ヵ月である。これは日本人が生まれつき弱いから、便宜上、性にしたがった中道であろう。それなのに近世の儒者は日本の土地に合ったよさを知らずに、古法にこだわって三年の喪を行なった人があるが、多くは病気で死んでいる。喪にたえないのは古人はこれを不孝としている。ここで思うのだが薬を用いるのもまた同じである。日本の国に合うように中国の薬の半分を一服と定めればいいだろう。だから一服は一匁から二匁ぐらいにし、そのなかで人の強弱や病気の軽重によって加減すればよい。およそ時代の便宜というものを知らないで、法にこだわるのは愚人のすることである。俗流にしたがって道理を忘れるのは小人のすることである。

医者ではないが

右に述べた薬一服の分量の大小や、水の用いかたの加減を定めることは、医者でもないのにものずきだとそしられることだろう。出すぎた罪はのがれられないと思うけれども、いま、日本人の生まれつきを考えてみると、おそらくこうしたほうがよいだろう。願わくば見識のある人がひろく古今を考えて、日本人の生まれつきに応じて適当に過不足なく、薬の分量の軽重・多少を定めてくださるように。

四味を加えるには

煎薬に加えるのに四味がある。甘草は薬毒を消し、脾胃を補う。生薑《しょうが》は薬力をめぐらし、胃を開く。棗《なつめ》は元気を補い、胃を強くする。葱白《そうはく》（ねぎ）は風の寒気を発散する。これは『医学入門』に書いてある。また、灯心草《とうしんそう》は小便の出をよくし、腫《は》れをひかす。

泡薬の法は

現在の医家に、泡薬《ひたしぐすり》の法がある。薬剤を煎じないで、沸湯にひたすだけである。世俗で使う振薬《ふりやく》ではない。泡薬は振薬よりもすぐれている。その方法は薬剤を細かにきざみ、目の細かい竹篩《たけふるい》でふるって、残ったものはまた細かにきざんで粗い粉にする。布の薬袋をひろげて薬を入れ、まず碗を熱湯で温め、その湯はすて、やがて薬袋を碗に入れ、その上から沸湯を少しそそいで、薬袋をうらがえして、またその上から沸湯を少しそそぐ。熱湯の量は二度合わせて半盞ほどでよい。薬の液の自然に出るにまかせて、振り出してはいけない。すぐ蓋をしてしばらく置いておく。あまり長く蓋をしておくと薬汁は出すぎて効力がない。薬汁が出て熱湯がさめて、ちょうどよい加減のあたたかさになったときにのむ。このようにして二度ひたし、二度のんで、その滓はすてるがよい。袋の滓をしぼってはいけない。しぼると薬汁がにごる。この方法は薬力が強い。利薬にはこの方法もよい。外邪・食傷・腹痛・霍乱《かくらん》などの病気には、煎湯よりもこの方法の効きめのほうが強いから用いるがよい。振薬は用いてはいけない。この方法は薬汁が早く出て薬力が強い。たとえば茶を沸湯にひたして、その煮えばなをのむと、その気が強く味もよく、ながく煎じすぎると、茶の味も悪くなるようなものである。

振薬は

世俗に振薬といって薬を袋に入れて熱湯につけて、箸ではさんで、しきりに振り動かし、薬汁を出してのむのがある。これは自然に薬汁が出たのではない。しきりに振り出したために薬湯がにごって、薬力がとどこおりやすい。補薬はふつうの煎法のように十分に煎じるがよい。泡薬にしないほうがよい。およそ煎じ薬を入れる袋の布は目のあらいのはよくない。薬の粉がもれて薬汁がにごればとどこおりやすい。中国の書に、まだ泡薬のことは書いてないが、臨機応変に使ってもよい。古法でなくても症状によくかなっていれば使ってよい。

補湯と利薬と

『頤生微論《いせいびろん》』に「大抵散利《さんり》(解熱と排泄)の剤は生に宜し。補養の剤は熟に宜し」と書いてある。『医学入門』には「補湯は須《すべから》く熟を用うべし。利薬は生を嫌わず」と書いてある。この方法は薬を煎じるこつである。補湯は長く煎じて熟するとやわらかでよく補う。利薬は生気の強いのを使って、はげしく病邪を攻撃するがよい。

補湯をのむには

補湯は煎じた湯が熱い時に少しずつのめば胸につかえない。少しずつのんでゆるやかに効果をあげるがよい。一時にたくさんのんではいけない。補湯をのむ間は、とくに酒食を過ごさぬようにし、いっさいの停滞するものを食べてはならぬ。酒食がつかえ、あるいは薬をのみすぎると薬力がまわらないから、気をふさぎ、腹中にとどまって、食をさまたげて病気を重くする。効果がなくて害がある。だから補薬を用いることは節制がむずかしい。良医は使いかたが上手でなずまない。庸医は使い方が悪くてとどこおる。古人は補薬を用うる間に、邪をとりさる薬を併用する。邪気がさると補薬に力がでてくる。補薬だけだと、なずんで益がなくかえって害がある。これは古人の説である。

利薬をのむには

利薬は分量を多くし、強い火で早く煎じてたくさんのんで、すみやかに効果をあげるがよい。そうでなければ邪がとれない。『局方』に「補薬は、水を多くして煎じ、熟服して効《しるし》をとる」と書いてある。

丸薬は

およそ丸薬は、性がいちばんやわらかで、その効きめがにぶく急でない。下部《しも》に達する薬、また腸胃のとどこおりをなおすのによい。散薬というのは細かな粉薬である。丸薬よりするどい。経絡《けいらく》（脈管系統）には循環しにくい。上部の病気、また腸胃の間の病気によく効く。煎湯は散薬よりその効が鋭い。上中下・腸胃・経絡によく循環する。泡薬は煎じ薬よりなおするどい。外邪・霍乱・食傷・腹痛に使うがよい。その効きめが早い。

薬と食事と

『医学入門』にいっていることだが、薬をのむのに、病気が上部にある時は、食後に少しずつのむ。一時にたくさんのんではいけない。病気が中部にある時は、食後しばらく時間がたってからのむ。病気が下部にある時は空腹時に、何回も数多くのんで下に達するようにする。病気が手足・血脈にある時は、日中の食に飢えた時がよい。病気が骨髄にある時は食後、夜がよい。むかつきがあって薬がおさまりにくい時は、ただ一すくい、少しずつしずかにのむがよい。急にたくさんのんではいけない。これが薬をのむ法である。知らないでいてはいけない。

砂罐とは

また、こうもいっている。「薬を煎ずるのには砂罐《さかん》を使うがよい」と。砂罐とはやきもの鍋である。またこういっている。「人をえらぶべし」と。その意味は心の慎みぶかい人に煎じさせるがよいということである。あわてものに任してはいけない。

湯と散と丸

薬を用いるのに、五臓・手足に達するのには、湯を用いる。胃のなかにとどめようとしたら、散（粉薬）を使う。下部の薬には丸薬がよろしい。急速な病気であれば湯を使う。ゆっくりした病気には散を使う。もっとゆっくりした病気には丸薬がよろしい。食あたり・腹痛などの急病には煎湯を用いる。散薬でもよい。丸薬は効きがおそい。もし使うのならば細かくかみくだいて使うがよい。

薬のいろいろ

中国の書に、薬剤の分量を書いたものをみると、八解散《はちげさん》*1など、毎服二匁、水一盞・生薑三片・棗一枚を煎じて七分にする。これは一昼夜に二、三服も用いるがいい。あるいは法によって毎服三匁、水一盞半・生薑五片・棗一枚を一盞に煎じて滓をとる。香蘇《こうそ》散《さん》などは一日に三服という。まれには滓を一服として煎じるという。多くは滓をとるという。人参養胃湯《ようい とう》*2などは毎服四匁、水一盞半・生薑七片・烏梅一個を煎じて七分にし、滓をとる。参蘇飲《じんそいん》は毎服四匁、水一盞・生薑七片・棗一個を六分に煎じる。藿香正気散・敗毒散は、毎服二匁、水一盞・生薑三片・棗一枚を七分に煎じる。寒気の多いものには熱くしてのませ、熱気の多いものには温かくしてのますという。これらはみな薬剤一服の分量が多く水を用いることが少ない。だから煎じた湯がはなはだ濃くなるだろう。日本の煎法は小服で水が多いからこれとたいへん違う。『局方』に、「小児には半銭(一・七グラム)を用ゆ、児の大小をはかって加減す」と書いてある。また小児の薬方に「毎服一匁、水八分、煎じて六分にいたる」と書いたのもある。『医書大全』に四君子湯*3の処方を書いたあとにいっている。「右剉《きざ》むこと、麻豆の大の如し。毎服一匁、水三盞・生薑五片、煎じて一盞に至る」と。これは一服を日本の十倍にしたものである。水がはなはだ少ない。

＊1　人参・白朮・陳皮・厚朴・藿香・茯苓・甘草を主成分とする。
＊2　半夏・厚朴・陳皮・藿香・草菓・茯苓・人参・蒼朮・烏梅・甘草を主成分とする。
＊3　人参・白朮・茯苓・甘草を主成分とする。

である。

中国の煎法と朝鮮の煎法

中国の煎法は右のようなものである。朝鮮人に尋ねたら、朝鮮でも中国の煎法と同じであるという。

煮散とは

宋の沈存中《しんぞんちゅう》の『筆談』という本に「近世は湯を用いずして煮散《しゃさん》を用ゆ」と書いてある。だから中国ではこの法を使うのであろう。煮散のことは、『筆談』にはそのつくり方が詳しく書いてない。煮散は薬を粗い粉として、目の細かい布の薬袋のひろいのに入れて、熱湯の沸《わ》きあがる時に薬袋を入れ、しばらく煮て薬汁の出たときすぐひきあげて使うのであろう。粗い粉の散薬を煎じるから煮散と名づけたのであろうか。薬汁が早く出て、早く取りあげ、煮えばなをのむから、薬力が強い。煎じ過ぎると薬力が弱くなって効きめがない。この方法は利湯を煎じるとき使うと薬力が強いだろう。補薬にはこの方法は使えない。煮散の法はほかの本に書いてあるのをまだみたことがない。

甘草は

甘草をいまの俗医が中国の十分の一しか使わないのは、あまり少なすぎて他薬の助けとならないだろう。せめて方書に用いた分量の五分の一を使うのがよいという人がある。この言葉はまことに当然である。人の生まれつきをはかり、病症を考えて、加減するがよい。日本人は中国人より体気が弱く、補薬そのままではうけつけにくいから、甘草・棗などを加減するがよい。李中梓《りちゅうし》がいうのに、「甘草、性緩《かん》なり、多く用ゆべからず。一は甘きはよく脹（腹がはる）をなすをおそる。一は薬餌功なきをおそる」これは甘草が多いと、一つは気をふさいでつかえやすくし、いま一つは薬力が弱くなるからである。

生薑は

生薑は薬一服煎じるのに一片入れる。風寒発散の薬、あるいは痰をとる薬を煎じる時は二片用いる。皮をとってはいけない。乾いたのと、干したのとは使ってはならない。あるところに「生薑、補湯には二分、利湯には三分、嘔吐の症には四分加えるがよい」と書いてある。これは、生《なま》の分量である。

棗は

棗は大きいのを選んで種を取り、一服煎じるのに半分入れて使う。もののつかえやすい病気には入れないがよい。利湯には棗を用いてはならぬ。中国の書には、利湯にも、処方によって棗を使う。日本人にはなずみやすい。加えてはいけない。加えると薬力が弱くなる。中満（腹がふくれる）・食滞の症、および薬のつかえやすい人には棗を加えてはならぬ。竜眼肉[*1]もつかえやすい症には入れない。

＊1　熱帯地方に生える喬木りゅうがんの種子。食用あるいは薬用に用いる。

中国の料理は

中国の書、『居家必用《きょかひつよう》』『居家必備《きょかひつび》』『斉民要術《せいみんようじゅつ》』『農政全書《のうせいぜんしょ》』『月令広義《がつりょうこうぎ》』*1等に料理の法がたくさん書いてある。それに載っているのは日本の料理とたいへん違って、膳立てはみなしつこく、脂こく、味つけも強い。その味もたいへんこってりしている。中国の人は腸胃が厚く、生まれつき強いから、こういう濃い味のものを食べてもとどこおらない。近ごろ長崎にくる中国人もこれと同じであるという。日本人は壮年の元気な人でも、こういう食事を食べると腹がいっぱいになってとどこおり、病気をおこすだろう。日本人の食事はあっさりして軽いのがよい。しつこく味の濃いのをあまり用いない。料理人の腕も味の軽いのをよしとして、腕ききとする。これは中国と日本とが風気の大いに違うところだからである。だから補薬を小服にして、甘草を減じ、棗を少し用いることは理にかなっている。

＊1　いずれも旧中国の生活実用百科として用いられたもの。『居家必用』は、くわしくは『居家必用事類全集』とよび、元時代の簡易百科全書。『居家必備』は、『居家必用』と同類の書。明代末に編された。『斉民要術』は後魏の賈思勰《かしきょう》が農園管理・衣服の法を詳述したもの。十巻。『農政全書』は明の徐光啓の撰述した農政百科。六十巻。『月令広義』は明の馮応京《ふうおうけい》・戴任の著書。一年十二ヵ月に行なわれる政治・儀式または民間行事を月順に記したもの。

きれいな水を

およそ薬を煎じるのには、水をえらばないといけない。清潔で味のよいものを用いる。新しく汲んだ水を使うがよい。朝早く汲む水を井華水《せいかすい》という。薬を煎じるのによい。また茶と吸物を煮てもよい。新汲水《しんきゅうすい》は夜明けでなくても、新しく汲んでまだ器に入れないものをいう。これもまた使ってよい。汲んで器に入れて、長くおいたのは使ってはならぬ。

利湯を煎じた滓は

いま世間一般では、利湯をつくるときにも、煎じた滓に、水一盞入れて半分に煎じ、別に煎じておいたのと合わせてのんでいる。利湯はこんなに滓まで熟しすぎては、薬力が弱って、病気をせめる力がない。一度煎じたならば、その滓はすてないといけない。

生薑の片は

生薑を片にするには、肢《また》の多い生薑根の一肢《また》を縦に長くわって大小にしたがって、三片あるいは四片とする。縦にわらないといけない。ある人が問うて、「生薑は医書に、その重さ幾分といわないで、幾片というのはなぜか」と。答えていいたい。新たに掘り出したものは、生《なま》でおもく、掘って日がたったものは、乾いて軽いから、その重さ幾分ときめにくい。だから幾分といわずに幾片というのである。

棗をとるには

棗は樹になっていて、よく熟し、色の青いのが白くなり、少し赤らんだ時にとるがよい。青いのはまだ熟していないし、すっかり赤くなったのは熟しすぎて、肉がただれてよくない。色が少し赤くなって、熟しすぎないときにとって、長く日に干し、よく乾いた時に、蒸して干すがよい。生で蒸してはいけない。生干もよくない。薬屋や市中の店に売っているのは未熟なのを干して売るから性質が悪い。使ってはならない。あるいは樹上で熟しすぎたのもただれてよくない。使ってはならぬ。棗の樹は自分の家にかならず植えるがよい。熟してちょうどよくなったときにとっておく。

薬をのんだあとに

およそ薬をのんだあと、しばらくは飲食してはならない。また薬力のまだ循環しないうちに酒食をとるのをさける。また薬をのんで、横になって眠ってはいけない。眠ると薬力がめぐらず、とどこおって害になる。かならず警戒しないといけない〔睡眠中に薬がきかないということは新薬にはない〕。

薬といっしょになるといけないのは

およそ薬をのむ時は、朝夕の食事をいつもよりも、とくに注意して選ばなければいけない。脂の多い魚・鳥・獣・なます・さしみ・すし・干物・塩から・なまぐさいもの・

ねばいもの・かたいもの・一切の生の冷たいもの・野菜の未熟なもの・ふるくきたないもの・色悪く臭い悪く味のかわったもの・生の果実・つくった菓子・あめ・砂糖・もち・だんご・気をふさぐもの・消化しにくいものを食べてはいけない。また薬をのむ日は、酒を多く飲んではならぬ。飲まないのがいちばんよい。酒力が薬に勝つと効きめがない。あま酒も飲んではいけない。日の長い時も昼の間に菓子・点心などを食べてはいけない。薬力のめぐる間は食事をひかえる。点心を食べると、気がふさがって昼の間は薬力がめぐらない。また死人・産婦など、けがれて忌むべきものを見ると、気をふさぐから、薬力がめぐりにくく、とどこおりやすくて、薬の効きめがない。警戒して見ないようにする。

薬を煎じるときの炭は

補薬を煎じるには、堅い炭などの強い火を用いてはいけない。かれた芦の火、枯竹・桑柴の火、あるいはけし炭など一切のやわらかい火がよい。激しく燃える火を用いると薬力をそこなう。利薬を煎じるには、堅い木・堅い炭などのさかんな強い火を使うがよい。これは薬力をたすける。

薬一服の量は

薬一服の大小・軽重は病症により、人のからだの大小・強弱によって加減するがよい。

補湯は小剤として少しずつのみ、ゆっくりと効果をあげさせる。多く用いすぎるととどこおってふさがる。発散（ちらし薬）・瀉下（くだし薬）・疎通（通じ薬）の利湯は、大剤にして強いのがよい。早く効果をあげねばならぬ。

薬を煎じる器は

薬を煎じるのには磁器がよい。これは陶器《やきもの》である。また砂罐ともいう。銅といっしょになって差支えない薬は、ふるい銅器でもよい。新しいのは銅気が多くてよくない。世間で薬鍋《やっか》というのは銅が厚くて銅気が多い。薬罐《やかん》というのは銅がうすくて銅気が少ない。形の小さいのがよい。

煎じ過ぎぬように

利薬を長く煎じつめると、毒を消し、毒を発散させる生気の力がなくなる。煎じつめないで煮えばなのなくならない生気のあるところをのんで、病気を攻めねばならぬ。たとえば茶を煎じ、生魚を煮、豆腐を煮るのと同じである。生でもなし、熟しすぎでもないちょうどよいところの煮えばなを失わぬようにすると、味がよくてつかえない。煮えばなを失うと味が悪くなって胸につかえやすいものだ。

毒けしには

毒にあたって薬を用いるときは、決して熱湯を用いてはならない。熱湯を用いると毒はいよいよ激しくなる。冷水を用いるがよい。これは『事林広記《じりんこうき》』(宋の陳元靚《ちんげんせい》編の百科全書)の説である。知っておかなければならない。

食物にあたったら

食物の毒、その他一切の毒にあたったときは、黒豆・甘草を濃く煎じ、冷たくなったときに何度ものむがよい。熱いうちにのんではいけない。はちく竹の葉を加えるのもよい。もし毒を消す薬がなかったならば、冷たい水をたくさん飲むがよい。多く吐いてしまうのがよい。これは古人が急に備える法として伝えるものである。知っておかなければいけない。

酒を加えるときは

酒を煎湯に加えるときは、薬を煎じおわって、ひきあげるときに加えるがよい。早く加えるのはよくない。

腎気を保つには

腎は水をつかさどる。五臓六腑の精をうけておさまるから、五臓が盛んになると、腎水が盛んになる。腎の臓だけに精があるのではない。だから腎を補おうとしてもっぱら腎薬を用いてはならない。腎は下部にあって五臓六腑の根となっている。腎気がなくなってしまうと、全身の根本が衰える。だから養生の道は腎気をよく保つことにある。腎気が亡びてしまうと生命を保てない。一方で精気をおしまないでいて、他方で薬治と食治とをもって腎を補おうとするのは根本を忘れたことである。効きめがないだろう。

上焦・中焦・下焦

東垣《とうえん》がいうには、細かい粉末にした薬は経絡にめぐらず、ただ胃中臓腑の積（臓器のとどこおり）をとり去る。下部の病気には大丸を用いる。中焦（上腹部）の病気はこれにつぐ。上焦（胸から上の部分）を治すにはごく小さな丸薬にする。薄い糊でつくった丸薬は早く消化させる時に使う。濃い糊でつくった丸薬は、おそく消化させて、中焦・下焦（へそから下）の病気に使う。

丸薬の大きさは

丸薬は上焦の病には細かく、やわらかに、早く消化しやすいようにする。中焦の薬は小丸で堅くしたのがよい。下焦の薬は大丸で堅いのがよい。これ『頤生微論《いせいびろん》』の説である。また湯は慢性の病気に使う。散は急な病気に使う。丸は緩慢な病気に使うことは、東垣が『珍珠囊《ちんしゅのう》』に書いている。

薬の秤は

中国の秤《はかり》も日本の秤と同じである。薬を合わせるのには、まず一服の分量を定め、各成分の重さを定め、厘秤を用いてはかるがよい。薬によって軽重がはなはだかわるから、目で見たかさをもって分量を定められない。

香のいろいろ

いろいろの香が鼻を養うことは、五味が口を養うのと同じである。いろいろの香は、これをかぐと正気をたすけ、邪気をはらい、悪臭をけし、けがれを去り、神明に通じる。ひまがあったら、静かな部屋に坐って、香をたいて黙坐するのは、雅趣をたすけて心を養うだろう。これまた養生の一つの方法である。香に四種がある。たき香・掛香《かけこう》・食香・貼香《つけこう》である。たき香とはいろいろの香を合わせてたくことである。中国の書に百《ひゃっ》和香《かこう》という。日本にも、『古今和歌集』の物の名に、百和香を詠んでいる。かけ香とはかおり袋・においの玉などをいう。貼香とは花の露・兵部卿などという類の身につける香である。食香とは食べて香りのよいもの、透頂香《とうちんこう》・香茶餅《こうさべい》・団茶《だんさ》などのことである。

悪気を去るには

悪気をとり去るには蒼朮《そうじゅつ》（おけら）をたくがよい。胡荽《こずい》（こえんどろ）の実をたくと邪気をはらう。また痘瘡のけがれをとり去るのには蘿藦《らも》（ちくさ）の葉を干してたけば糞・小便の悪気をはらう。手のけがれたのにも、蘿藦の生の葉をもんでぬるがよい。なまぐさい臭い、悪いものを食べたときは、胡荽を食べれば悪臭がとれる。蘿藦の若い葉を煮て食べれば、味がよく性がよい。

便秘には

大便の下痢しやすいのはたいへん悪く、少し秘結するのはよい。老人の秘結するのは長生きのしるしである。いちばんよろしい。しかしその程度がひどいのはよくない。およそ人の脾胃がつかえ、食がとどこおり、あるいは腹痛をおこし、食欲がなくなり、気の塞《ふさ》がる病気をする人は世に多い。これ多くは大便が通じにくくてとどこおるためである。胸がつかえるのは大便がつかえるからである。大便のとどこおらないように治療するがよい。麻の実・杏の実・胡麻などをつねに食べると、腸胃がうるおうて便秘しない。

丸薬より早く効かせるには

からだの上部・中部の病気に使う丸薬は、早く消化するのがよい。だから小丸を使う。これは早く消化するからである。いま新しい一つの方法がある。それは粉末の薬にのりを加えて、普通の丸薬にしないで、線香のように長さ七、八寸に、手でもんで引き伸ばし、線香より少し太めにして日に干し、半分乾いた時に、長さ一分余りに短く切って、丸薬としないでそのまま日に干す。これは一つずつ丸薬にしたのより消化しやすい。上部・中部の病気を治すのにこの方法がよい。下部に達する丸薬にはこの方法はよくない。この方法は一粒ずつ丸薬にするよりもはかがいって早くつくれる。

巻八

養老

親を養うには

人の子である以上、親を養う道を知らなくてはいけない。親の心を楽しませ、親の志にそむかず、怒らせず、心配させず、季節の寒暑に応じて、居室と寝室とを快適にし、飲食の味をよくし、誠実をもって養わないといけない。

子どものように

老人はからだの気が衰え、腸胃が弱い。いつも子どもを養うように気を使わないといけない。飲食の好き嫌いをたずね、冷たすぎず熱すぎぬようにし、居室を清潔にし、風雨を防ぎ、冬は暖かく夏は涼しく、風・寒・暑・湿の邪気をよく防いで、おかされぬようにし、いつも心が安楽であるようにしなければならぬ。盗賊・水害・火災などの不意の異変があった時は、まず両親を驚かさぬよう早くたすけ出さねばならぬ。異変にあって病気にならぬように気をくばらねばならぬ。老人は驚くと病気になる。用心しないといけない。

心を静かに

老の身は、余命も長くあるまいと思って、若い時と違った心配もあろう。心を静かに、雑事を少なくして、交際も少なくするのが、からだに適してよかろう。これもまた老人の健康法である。

老後を楽しく

老後は、若い時の十倍の早さで時が過ぎていく。一日を十日とし、十日を百日とし、一月を一年として楽しみ、むだに日を暮らしてはいけない。いつも時・日を惜しむべきである。心を静かに従容として残った月日を楽しみ、腹をたてず欲を少なくして、生き残っているからだを養うべきである。老後はただの一日でも楽しまずに過ごすのは惜しい。老後の一日は千金に値する。人の子たるもの、このことを心にかけずにいていいだろうか。

晩節を保って

いまの世間では、年とって子に養われている人が、若い時より怒りっぽくなり、欲もふかくなって、子を責め人をとがめて、晩年の節操を保たず、心をみだすのが多い。抑制して怒りと欲をこらえ、晩年の節操を保ち、ものごとに寛容で、子の不孝を責めず、つねに楽しんで残った年を送るがよい。これが老後の境遇に適したよい生活である。孔子は、年老い血気衰えたら、ものを得ようとしてはいけないと戒め給うた。聖人の言に敬意を表すべきだ。世間で若い時はたいへん抑制している人があるが、老後になって逆に多欲になり、多く怒り、深くうらんで晩年の節操を失う人が多い。用心しないといけない。子としては、このことを念頭において、父母が怒らぬように、ふだんから気をくばって、慎むべきである。父母を怒らせるのは、子の大不孝である。また子として自分の不孝を親にとがめられて、かえって親が耄碌《もうろく》したと人にいうのは、最大の不孝である。不孝をして父母をうらむのは悪人のよくやることだ。

元気を惜しんで

老人の保養は、いつも元気を惜しんで気をへらしてはいけない。呼吸を静かにして乱暴にしてはいけない。ものを言うのもゆっくりして、いそいではいけない。口数も少なくし、起居・歩行も静かにする。乱暴な言葉で、早口で、声高に大きい声でものを言ってはいけない。怒らず憂えず、人の過ぎた過失をとがめない。自分の過失を何度も悔いない。人の無礼な無理押しを怒りうらまない。これはみな老人の養生の道であり、同時に老人の徳行の慎みである。

気をへらさない

年をとると気が少なくなる。気をへらすことをさけねばならぬ。憂い、悲しみ、泣き、嘆いてはならぬ。葬儀のことに関係させてはならぬ。死者の遺族を訪ねさせてはいけない。思い過ごさせてはならぬ。口数の多いのがいちばんいけない。早くものを言ってはいけない。高い声で話したり笑ったり歌ったりしてはならない。遠い道を歩いてはいけない。道を早く歩いてはいけない。重い物をもちあげてはいけない。これはみな気をへらさぬように気を惜しむのである。

気を養う

老人はからだの気が弱い。これを養うことが大事である。子たるもの、慎んで気を使って、ゆるがせにしてはいけない。第一に親の心にそむかず、心を楽しませないといけない。これが志を養うということである。また、栄養におろそかであってはいけない。酒食はよく吟味して味のよいものをすすめる。食物で、よく吟味できないもの・刺戟の強いもの・味の悪いもの・性質の悪いものをすすめてはいけない。老人は腸胃が弱い。刺戟の強いもので傷つきやすい。

暑い時と寒い時

年をとって衰えると、脾《ひ》胃《い》も弱る。夏はいちばん用心して保養する。暑いからといって生の冷たいものを食べると下痢をおこしやすい。熱のある下痢も恐ろしい。一度病気をするとからだがひどく損じて元気がへる。残暑の時はとくに気をつけねばならぬ。また寒い月には陽気が少なく、寒邪で身を傷つけやすい。用心して予防するがよい。

食物では

老人はとくに生の冷たいもの・かたいもの・脂肪の多いもの・とどこおりやすいもの・こげて乾いたもの・ふるいもの・くさいものをさける。五味のかたよったものは味がよくても、たくさん食べてはいけない。夜食は気をつけて慎む。

さびしくないように

年とってからは、寂しいのはよくない。子たるもの、時どき側について、古今のことを静かに語って親の心をなぐさめるがよい。もし友人や妻子には仲よくして、ながく対談しているくせに、父母に対するのをかたくるしがって、敬遠してたまにしかよりつかないなら、親を愛さないで他人を愛するものだ。悖徳《はいとく》というべきで、最高の不孝である。

愚かなことだ。

暖かい日には

天気がよく暖かい日は、庭に出たり、高い所に上ったりして、心をひろく遊ばせ、とどこおりを開くのがよい。時どき花木を愛し、観賞するようにさせて、愉快にさせるのがよい。しかし老人が自分で庭や花木に心を使い過ぎて気づかれするのはよくない。

用心ぶかく

老人は気が弱い。万事用心ぶかくするがよい。いざ事がおこっても、自分をかえりみて、気力の及ばぬ事はしてはいけない。

一心に孝を

年が六十歳をこえ七十歳になったら、一年をこえるのもなかなかむずかしい。このころになると一年の間にも体力・気力の衰えが季節によって変わる。その変わり方は若い時の数年よりもなおはっきりしている。これほど衰えていく老年のからだであるから、よく養生しないと長生きができない。またこの年ごろになると、一年がたつのが、若い時の一、二ヵ月が過ぎるのより早い。余命がいくばくもないのに、こんなに早く年月がたつのだから、これから後の年齢がどれほどもないことを思うべきである。人の子たるものが、この時、一心に孝をつくさないで、むだに過ごすことになるのは、愚かなことだ。

日々楽しむ

年とってから後は、一日をもって十日として日々楽しむがよい。つねに日を惜しんで一日もむだに暮らしてはいけない。世の中の人のありさまが、自分の心にかなわなくても、凡人だから無理もないと思って、子弟や他人の過失や悪いことには寛大にすべきで、とがめてはいけない。怒ったりうらんだりしてはいけない。自分が不幸で貧乏であったり、他人が自分に対して無茶なことをしても、うき世のならいとはこうしたものだと思って、天命にさからわず、憂えてはならぬ。いつも楽しんで日を送るがよい。人を恨み、怒い、自分を憂えて心を苦しめ、楽しまないで、つまらなく年月を過ごすのは惜しいことと思うがよい。これほど惜しむべき月日であるのを、一日でも楽しまないで、むなしく過ごしたとあっては、愚かというほかはない。たとえ家が貧しく幸いがなく、飢えて死んでも、死ぬ時までは楽しんで過ごすがよい。貧しいからといって、人にむさぼり求めて、不義の人間になって命を惜しんではならぬ。

事が多いと

年をとったら、だんだんと事をはぶいて少なくするがよい。事を好んで多くしてはならぬ。好む事がいろいろあると、事が多くなる。事が多くなると、心気がつかれて楽しみを失う。

朱子の教え

朱子は六十八歳の時、その子に与える書に「衰病の人、多くは飲食過度によりて、病くわわる。殊に肉多く食するは害あり。朝夕肉は只一種、少食すべし。多く食うべからず。あつもの（吸物）に肉あらば、飣《さい》（副食）に肉なきがよし。晩食には肉なきが尤《もっと》もよし。肉の数、多く重ぬるは、滞《とどこお》りありて害あり。肉をすくなくするは、一に胃を寛《ひろ》くして気を養い、一には用を節にして財を養う」といっている。朱子のこの言は養生に適切である。若い人もこのようにすべきである。

外出の注意

老人は、大風雨・大寒暑・大陰霧（ふかい霧）の時、外出してはいけない。こういう時は内にいて外邪をさけて静養するがよい。

食は少なく

年をとると、脾胃の気が衰えて弱くなる。食は少ないほうがよろしい。多食するのは危険である。老人の頓死するのは、十の中で九まではみな食い過ぎである。若くて脾胃の強かった時の習慣で、食べ過ぎると消化しにくく、元気がふさがって、病気がおこって死ぬ。用心して食を過ごさぬようにするがよい。ねばい飯・かたい飯・もち・だんご・麺類・おこわ・獣肉など、およそ消化しにくいものをたくさん食べてはいけない。

老人の食事は

「衰老の人、あらき物多く食うべからず、精《くわ》しき物を少し食うべし」と元の許衡《きょこう》（朱子学者）がいった。老人は脾胃が弱いからこういったのだ。老人の食は、こういうようにしたほうがよい。

病気になったら

老人が病気になったら、まず食餌療法をするがよい。食餌療法でなおらなかったら薬を使うがよい。これは古人の説である。人参・黄芪は上等の薬である。気のなくなった病気に用いるがよい。病気のない時は、穀物・肉類で栄養をとるほうが、人参や黄芪で補うよりはるかによい。だから老人は、いつも味のよい性質のよい食物を少しずつ用いて、からだを強くするがよい。病気のないのにかたよった薬を用いてはならぬ。かえって害がある。

間食を少なく

朝夕の飯をいつものように食べ、そのうえにまた、だんご・麺類などを若い時のようにたくさん食べてはいけない。からだをそこないやすい。ただ朝夕二回の食事をおいしく食べるのがよい。昼間・夜中、臨時の食を食べたがってはいけない。からだをそこなう。とくに薬をのむ時に食べてはいけない。

気を散らさぬ

年をとったら、自分の心の楽しみのほかにさまざまなことに気を散らしてはいけない。時にしたがって、自分で楽しまねばならぬ。自分で楽しむというのは、世俗の楽しみとは違う。自分の心のなかに本来ある楽しみを楽しんで、胸中に一物一事のわずらいがなく、天地春夏秋冬、山川のよい眺め、草木の成長の喜び、これみなわが楽しみでなければならぬ。

心とからだを

老後、官職のない人は、つねに心とからだを養う工夫に専心するがよい。老境に無益の努力と技芸に心を使って気力を浪費してはならぬ。

老後を静かに

朝は静かな室に、楽に坐って香をたき、聖人の教えを少し声をあげて読み、心をきよめ俗念を去るがよい。道がかわいて風がない日は、庭に出てゆっくりと歩き、草木を愛玩し、季節の風景を観賞するがよい。部屋に帰っても、閑人だから楽なことをするがよい。時どき机や硯《すずり》のほこりを払い、席上、階下の塵を掃除するがよい。しばしば足をなげだしたり横になって眠ったりしてはいけない。また世俗とひろく交際しないがいい。

老人にはよろしくない〔むかしの大家族では家に子や孫がいたから寂しくなかった〕。

つねに静養を

つねに静養するがよい。あらい所作をしてはいけない。老人はわずかの運動によって、すこしの損傷・疲労・心配からたちまち大病をおこして死ぬことがある。ふだんから用心していないといけない。

あぐらをかいて

老人はいつもあぐらをかいて、もたれを後において寄りかかって坐っているがよい。横になりたがってはいけない。

育幼

三分の飢と寒を

「小児をそだつるは、三分の飢と寒とを存すべし」と古人がいった。その意味は、小児を少し空腹がらせ、少し冷たがらせるがいいということである。小児にかぎらず、おとなもまたこうするがいい。小児においしい食物を腹いっぱい食べさせ、厚着をさせて暖め過ぎるのは、大きな禍になる。俗人と婦人は学理がよくわからないので、子どもを養育する道を知らない。腹いっぱいにおいしいものを食べさせ、厚着をさせて暖め過ぎるから、病気をよくして命を短くするにきまっている。貧乏な家の子は衣食が乏しいから無病で長生きをする。

熱のこもらぬように

小児は脾胃がもろくせまい。だから食によってそこなわれやすい。いつも病人を保護するようにするがよい。小児は陽が盛んで、熱が多い。いつも熱を恐れて、熱を発散させるようにする。暖め過ぎると筋骨が弱くなる。天気のよい時は、外に出して風、日にあたらせなければならぬ。こうするとからだが丈夫になって病気をしない。肌に着せる服は、古い布を用いる。新しい布や新しい綿は暖め過ぎてよくないから、用いてはならぬ。

『育草』がよい

小児を保養する法は香月牛山《かづきぎゅうざん》（筑前の医家）医士の著書『育草《やしないぐさ》』に詳しく書いてある。それによって研究されたい。だからここでは略してある。

鍼

鍼の効用

鍼《はり》の効用はどうか。鍼を刺すのは気血のとどこおりを循環させ、腹中の積《しゃく》を散らし、手足の治りにくいしびれを除くためであるという。外に気をもらし、内に気をめぐらせ上下・左右に気をみちびく。積滞・腹痛などの急な症状に用いると、消導（毒を消し気を外に導く）する作用は薬や灸より早い。積滞のないのに鍼を刺すと元気をへらす。だから『正伝或問』に「鍼には瀉《しゃ》あって補なし」といっている。しかし鍼を刺して滞を瀉し、気がめぐってふさがらぬようになったら、その後は食補も薬補もやりやすくなる。『内経』に「熇々《かくかく》（さかんなさま）の熱を刺すことなかれ。渾々《こんこん》（ながれるさま）の脈を刺すことなかれ。漉々《ろくろく》（したたるさま）の汗を刺すことなかれ。大労の人を刺すことなかれ。大飢の人を刺すことなかれ。大渇の人、新に飽ける人、大驚の人を刺すことなかれ」といっている。また「形気不足、病気不足の人を刺すことなかれ」というのがあるが、これは『内経』の戒めである。『正伝』に「これ皆、瀉有りて補無きを謂《い》うなり」とある。また入浴後すぐ鍼をしてはいけない。酒に酔った人に鍼をしてはいけない。満腹してすぐ鍼を刺してはいけない。鍼医も病人も右の『内経』の禁を知って守らねばならぬ。鍼を使ったためおこる利害は薬と灸よりすみやかに現われる。よくその利害を選ばないといけない。強く刺して痛みのひどいのはよくない。また右にいった禁戒をやぶると気がへり、気がのぼり、気が動き、はやく病気を去らせようとしてかえって病気が加わる。これはよくしようとして悪くするのだ。気をつけないといけない。

年寄には

年とって弱っている人は、薬治・鍼灸・導引・按摩を行なうのにも、急になおそうとして乱暴にしてはいけない。乱暴にするのは、即効を求めるからである。しかしたちまち禍になることがある。たとえその時気持よくても、あとで害になる。

灸法

灸の効用

人のからだに灸をするのは、どんな理由であるか。人のからだの生きているのは、天地の元気をうけて本とする。元気は陽気である。陽気は暖かで火に属する。陽気は万物を生ぜしめる。陰血もまた元気から生じる。元気が不足して鬱滞して循環しないと気がへって病気になる。血もまたへる。だから火気をかりて陽をたすけ元気を補うと、陽気が発生して強くなり、脾胃がととのって食が進み、気血がめぐって飲食がとどこおらないから、陰邪の気が去ってしまうという。これが灸の力で陽をたすけ、気血を盛んにして、病気をなおす理由であろう。

艾草には

艾草《もぐさ》とは、燃え草の略語である。三月三日・五月五日にとる。しかし長いのはよくないから三月三日にとるのが、いちばんよい。きれいなのを選んで、一葉ずつ摘みとって、ひろい器に入れ、一日、日に干して後、ひろく浅い器に入れ、ひろげてかげ干しにする。数日後、よく乾いた時、またしばらく日に干して早く取り入れ、暖かいうちに臼でよくついて、葉のくだけて屑となったのを、篩《ふるい》でふるって捨て、白くなったのを壺か箱に入れるか、袋におさめるかしておいて使う。また乾いた葉を袋に入れておいて、使う時に臼でついてもよい。茎といっしょにして軒につっておいてはいけない。性が弱くなる。使ってはいけない。三年以上たったのを使うがよい。灸をする時にあぶって燥《かわ》かすがよい。そうすると灸に力があって火が燃えやすい。湿ったのは効力がない。

艾草の名産地は

むかしから近江の胆吹山《いぶきやま》、下野の標茅《しめじ》ヶ原が艾草の名産地として知られ、いまも多く切って売っている。古歌にもこの二ヵ所のもぐさを詠んだのがある。名所の産でも取る時がおくれて、のび過ぎたのは使えない。他の場所でできたものでも、土地がよく葉のきれいなのは使っていい。

艾炷の大小は

艾炷《がいしゅ》（灸の心）の大小は、おのおのすえてもらう人の強弱によるようにする。元気盛んな人は大きいのがよい。壮数（灸の火の数）も盛んな人は多くてよろしい。弱くてやせた人には小さくして、がまんしやすくするがよい。多少は場所によって違う。熱痛をがまんできない人には、たくさんすえてはいけない。大きくてがまんしにくいのは、気血をへらし、気をのぼせ、たいへん害がある。やせて弱く臆病な人で、灸のはじめに熱痛をがまんできない時は、艾炷の下に塩水を多くつけるか、塩のりをつけて五、七壮の灸をすえるかして、その後に常のようにすえるがよい。こうするとがまんしやすい。それでもがまんできない時は、はじめ五、六壮はもぐさを早く取ってしまうがよい。こうすると後の灸ががまんできる。気ののぼる人は一時にたくさん灸をしてはいけない。『明堂灸経』(宋の西方子の著書)に頭と四肢に多く灸をしてはいけないといっている。肌と肉が薄いからである。また頭と顔と四肢に灸をするなら、小さいのがよい。

灸に使う火は

灸に使う火は、水晶(レンズ)を天日にかがやかし、艾を下にうけて火を取るのがよい。また燧石《ひうちいし》で白石か水晶を打って火を出すがよい。火を取ったあと、香油を灯にいれて、艾炷にその灯の火をつける。あるいは香油をつけた紙燭《しそく》(つけ木)に火をつけ、灸炷をさきにからだにつけておいたのに、紙燭の火をつける。松・栢《かや》・枳《きこく》・橘《みかん》・楡《にれ》・棗《なつめ》・桑・竹の八木の火はさけるがよい。使ってはならぬ。

灸とからだの位置と

坐った位置でもぐさをおいたら、坐ったまま灸をする。横になってもぐさをおいたら、横になって灸をする。上を先に灸し、下を後に灸する。少ないほうを先にして、多いほうをあとにする。

灸をする時に

灸をする時、風の寒気にあたってはならぬ。大風・大雨・大雪・濃霧・大暑・大寒・雷・虹にあったら、中止して灸をしてはならぬ。天気が晴れてから灸をする。といっても、急病の時は灸をして差支えない。灸をしようという時、満腹・空腹の程度がひどいか、酒に酔いひどく怒っているとか、心配があるとか、悲しんでいるとか、不幸があったとかだったら灸をしてはならない。房事は灸前三日、灸後七日はさけたほうがよい。冬至の前五日、後十日は灸をしてはならない。

灸のあとは

灸のあとは、あっさりしたものを食べ、血気がやわらぎ、流れやすくする。味の濃いものを食い過ぎてはいけない。大食してはならぬ。酒に酔っぱらってはいけない。熱い麺類・生で冷たいもの・冷酒・風を動かすもの・肉の消化しにくいものを食べてはならぬ。

灸を加減するには

灸法の古書に、艾炷の高さは三分（九ミリ）ないと火気が達しないと書いてあるが、いまの時代でも元気強く、肉厚く、熱痛をよくがまんできる人は大きく壮数も多くてよいだろう。しかし元気が弱く、肌と肉の薄い人は、艾炷を小さくして、がまんしやすくするがよい。壮数も半分にしてよい。ひどく熱痛があるのに無理してがまんしていると、元気がへり、気がのぼせ血気が錯乱する。その人の気力に応じて適当に加減するがよい。灸の数を幾壮というのは丈夫な人を標準にして定めたものである。だから『灸経』にいっている壮数も人の強弱により、病気の軽重によって加減しないといけない。古法にこだわってはいけない。弱い人は灸炷を小さく、数も少なくする。弱い人は一日一穴、二日に一穴ぐらいに灸するのもよい。一度にたくさんしてはいけない。

灸瘡には

灸をしたあと、灸瘡《きゅうそう》（灸のあとのかさぶた）ができないと病気がなおりにくい。自然に任せて、そのままにしておくと、人によって灸瘡のできないことがある。そういう時は、人事もつくすがよい。弱い人は灸瘡ができにくい。古人は、いろいろの灸瘡をつくる法をいっている。赤皮の葱《ねぎ》を三、五茎、青いところを取り去って、糠の熱い灰のなかに埋め、それで灸のあとを何度も暖める。また生麻油《きまゆ》をしきりにつけて灸瘡をおこさせる法もある［この法は火傷を化膿させる危険がある］。また灸のあと、一、二壮もう一度灸をして灸瘡をつくることもある。また焼鳥・焼魚・熱い食物を食べて灸瘡をおこすこともある。いま、自分でやってみると、熱湯をもってしきりに灸のあとを温めるのもよい〔これも火傷の化膿の危険なしとしない〕。

阿是の穴は

阿是《あぜ》の穴は、灸のつぼと無関係にからだのどこにでもある。押してみて強く痛むところがある。これがその灸をすべき穴で、阿是の穴という。人のいる場所によって、深山幽谷の内とか、山嵐《さんらん》（山の木々からたちのぼる湿気）の瘴気《しょうき》（悪い湿熱の気）または海辺の陰湿の深い所とかで、地の気にあてられ病気になり、時には死ぬことがある。あるいは疫病・温瘧《うんぎゃく》（おこり）のはやる時に、あらかじめ阿是の穴に、数壮灸をして、寒湿を防いで、その季節の気に感じないようにしておく。灸瘡の絶えないように、時どき少しずつ灸をすると、外邪におかされない。ただし灸をしてはいけない穴はさけねばならぬ。一ヵ所にたくさん灸をしてはいけない。

たくさん灸をすると

今の時代では、天枢《てんすう》（腹直筋の外縁でへその高さ）や脾兪《ひのゆ》（第十二胸椎の上端）などに、一時にたくさんの灸をすると気がのぼり、痛みに耐えられぬといって、一日に一、二壮、毎日灸をして百壮に至る人がある。また三里（すねの外側で膝がしらの下）に毎日一壮ずつ百日つづけて灸をする人もある。これもまた季節の気を防ぎ、風を退け、上気を下し、鼻血を止め、目をはっきりさせ、胃気を開き、食欲をよくするから、もっともよいという。医書には、この法の書いてあるのをまだ見たことがないが、やってみてよく効いたという人が多いという。

禁灸の日があるが

治療法を書いた本に灸をしてはいけないという日が多い。その日にどうして灸をしてはいけないのか理由がはっきりしない。『内経』に鍼灸のことがたくさん書いてあるが、禁鍼・禁灸の日というのはない。『鍼灸聚英』に「人神《じんしん》・尻神《きゅうしん》の説、後世、術家の言なり。『素問』『難経』にいわざる所、何ぞ信ずるに足らんや」また「諸《もろもろ》の禁忌、ただ四季の忌むところは『素問』に合うに似たり。春は左の脇、夏は右の脇、秋は臍、冬は腰、是なり」といっている。『聚英』に書いてあるのは、こういうことだ。実際、禁灸の日の多いことは信用できない。いまの時代の人は、ただ血忌日《ちいみび》といって男は除《のぞく》の日（太陰暦にきめられている）、女は破《やぶる》の日を忌む。これも信用できないが、しばらく旧説と時の習慣にしたがうだけのことだ。およそ灸治をやる人の言は、全部を信用できない。

子どもの灸は

『千金方』に、小児が生まれてから病気をしていないのに、予防に鍼灸をしてはいけない、もし灸をすると癇《かん》がおこるといっている。癇というのは驚風（今日の熱性けいれんだろう」である。小児に癇気があって、身柱《ちりけ》（第四胸椎）、天枢などに灸をした時、あまり痛がる時は取り去って、また灸をするがよい。もし熱痛のひどいのをそのままにしてがまんさせると、五臓を動かして驚癇《きょうかん》〔けいれんをよくおこすことか〕をわずらう。熱痛のひどいのをがまんさせてはいけない。小児には小麦ぐらいの大きさにして灸をすべきだ。

項の灸は

項《うなじ》のあたり、上部に灸をしてはいけない。気がのぼる。老人が気のぼせするとくせになってやまない。

脾胃の弱い人に

脾胃が弱く、食がとどこおりやすく、よく下痢をする人は、陽気が不足しているのである。とくに灸がよい。火気をもって土気を補うと、脾胃の陽気が発生し、よく循環して盛んになり、食がとどこおらず、食がすすんで元気がふえる。毎年二月・八月に天枢・水分（へその真上）・脾俞《ひのゆ》・腰眼《ようがん》（薦骨の正中線の真中）・三里に灸をするがよい。京門《けいもん》（後腋窩線の第十二肋骨の高さ）・章門（前腋窩線の第十肋骨の高さ）にもかわるがわる灸をするがよい。脾俞・胃俞も交互に灸をするがよい。天枢にやるのがもっともよく効く。脾胃が弱く、食のとどこおりやすい人は、毎年二月・八月に灸をするがよい。へそから両側にそれぞれ二寸または一寸五分のあたりに、かわるがわる灸をするがよい。灸炷の多少と大小とはその気力に従う。弱い人や年とって弱った人は、灸炷を小さくし、壮数も少なくする。天枢などに灸をする時は、気の弱い人には一日に一穴、二日に一穴、四日に二穴ぐらいにする。一時にたくさんして熱痛をがまんさせてはいけない。日数がたってから灸をしてもよい。

灸はつぼに

灸をすべきところをえらんで、つぼに灸をする。むやみにあちこちたくさん灸をすると気血をへらすだろう。

頓死に灸を

一切の頓死、または夜にうなされて死んだものに、足の大指《おやゆび》の爪の甲の内側で、爪からほんのすこし前のところに五壮か七壮灸をしてみるがいい。

老人の灸は

老人は下部に気が少なく、根本が弱く、気のぼせしやすい。多く灸をすると気がのぼって下部はいよいよからになって脚腰《あしこし》が弱くなる。気をつけないといけない。たくさん灸をしてはいけない。とくに上部と脚にたくさん灸をしてはいけない。中部に灸をするにしても、小さいのを一日ただ一穴、または二穴、一穴に十壮ぐらい灸をする。毎日灸をして壮数をふやして数十壮に至るようにする。一時にたくさん灸をしてはいけない。一度気のぼせすると、老人は下部の備蓄が少なくて、くせになり、気のぼせがなおらない。老人でも灸に負けない人があるから、一概にはきめにくい。しかしふだんから用心をしないといけない。

病人の灸は

病人で気が弱くて、日常に使うひねった灸炷のがまんできない人がある。これには切《きり》艾《もぐさ》を使うといい。紙を幅一寸八分（五・四センチ）ぐらいに縦に切って、もぐさを重さそれぞれ三分（一グラム）に秤にかけて長くのばし、右の紙に巻いてその端をのりづけし、日に干し、一炷ごとに長さ三分（九ミリ）に切って、一方はまっすぐ、一方は斜にそいで、まっすぐの方を下にして、厚紙を切ってつけ、日に干して灸炷とする。灸をする時、塩のりをその下につけて灸をすると熱痛もひどくなく、がまんしやすい。灸炷の下にのりをつける時、もぐさの下にはつけず、まわりの紙の切口につける。もぐさの下にのりをつけると、火は下まで燃えない。この切艾は、急に熱痛がひどくならず、ひねり艾よりもがまんしやすい。しかしひねり艾より、熱が長く、消えるのがおそい。底にしみとおっていく。

できものの灸は

癰疽《ようそ》（体表の化膿）および諸瘡（かさぶた）・腫物がはじめできた時、早く灸をすると腫《は》れあがらないで散ってしまう。化膿しても毒が軽く、早くなおりやすい〔これはきわめて特殊な場合に限る〕。項より上にできたものは、じかに灸をしてはいけない。三里・気海（へそのすぐ下）に灸をするがよい。およそ腫物ができてから七日たってからでは灸をしてはいけない。この灸法は『三因方』以下いろいろの治療書に出ている。灸をするときは医者に相談しないといけない。

灸の時刻は

『事林広記』に、午後に灸をするようにといっている。

後　記

右に書いたのは、古人のいったことをやさしくし、古人の意をうけて、おしひろめたものである。また先輩にきいたところも多い。自分でためして、よく効いたものは、臆説であっても書いておいた。これは養生の大意である。ひとつひとつの詳しいことは、説きつくせない。保養の道に志のある人は、古人の書を多く読んで知るがよい。大意に通じていても、ひとつひとつの詳しいことを知らないと、その道を尽せない。私は、昔わかくて書をよんだ時、群書のうち、養生の術を説いた古い言葉をあつめ、習いにきていた人たちにいって、その分類をさせた。名づけて『頤生輯要《いせいしゅうよう》』（天和二年＝一六八二）という。養生に志のある人は、参考にして見てほしい。ここに書いたのは、その本の大事なところをとったものである。

八十四翁　貝原篤信書

正徳三癸巳年正月吉日

小見出し一覧

解説

わかい時に思いきり仕事をし、年をとったら誰にもさまたげられない静かな生活をし、過ぎた日々を思いおこす人が、いちばん幸福であると、紀元前三世紀にギリシアの哲学者がいった。

江戸時代の老人には、そういう晩年をおくれた人が少なくなかった。中流以上の老人は、だいたいそういう生活ができたのでないだろうか。

隠居してしまえば、家督をついだものが家の生計をあずかり、老人は世俗の仕事からときはなたれ子や孫にかしずかれていた。

人間の幸福は晩年にはじめておとずれてくるもので、若年と壮年の時代は、晩年の準備の時代であった。家の生活のもとをかため、家をささえる親子、夫婦の関係をゆるがぬものにしておくことが、青壮年のいとなみであった。幸福を人生の終りの部分に近くもっていく生き方である。幸福を若年の部分にずらせている現代の生き方とひどくちがう。

そのちがいをつくりだしたのは、むかしと今との生活の成長のスピードの差だろう。祖父の生活と孫の生活とがおなじであった時代と、親と子の生活さえかわってしまう時代とのちがいだ。

老人が尊敬されたのは、道徳で敬老をおしえただけでない。老人の生活体験が若年の生活に役に立ったからである。うつりかわりのはげしい現代は、老人の生活体験をほとんど無価値にしてしまう。

鎖国をし、藩で区切り、身分をさだめて生活を固定させたのは、ひとつの見識であった。そういう世界では禁欲が道徳として一般にみとめられるから、若年者のエネルギーを制限し、秩序をたもつことができた。その結果、あまりエネルギーをもたない老人を幸福の享受者とすることができたのである。

三百年前の儒者、貝原益軒は晩年の幸福を身をもってしめした人であった。彼は八十四歳まで生き、死の前年まで著述をつづける健康をたもっていた。そして老年の幸福論を『楽訓』のなかにかきのこした。

八十三歳のときにあらわした『養生訓』は、そのような幸福な老人の健康論である。『養生訓』を、現在よくみうける数十人の医者がかいたものをあつめた家庭医学書とおなじにかんがえるのはまちがっている。

いまの家庭医学書はほとんどが、切り売り原稿の集積で、いかに生きるかという一貫した世界観をもたない。『養生訓』は八十年以上を生きて幸福である人間の、ゆるぎない世界観でつらぬかれている。

なにかかわったことがあったら専門家に相談するのがよいという、医者への依存をとく家庭医学書とちがって、『養生訓』には、自分のからだを健康にたもつのは、自分の倫理的な責任であるというかたい信念がある。

宇宙をなりたたせている存在の原理が、自分をなりたたせているのであるが、それは父母を介して自分に実現している。自分の存在は宇宙と父母との恩恵である。老いて健康である幸福は、まったく宇宙と父母とのおかげだ。自分のからだを大切にすることは、天地と父母への感謝の表現である。ここで健康をまもる養生が、子としての親への道徳的な義務である孝とまったく一致する。『養生訓』をささえている安定感は、こういう世界観である。

『養生訓』をつらぬくもうひとつの思想は禁欲である。しかも禁欲はたんなる戒律ではなく、彼の病理学によってうらづけられている。

朱子のかんがえでは、存在の原理である理は、だれにもやどっていて、それ自身は本来完全なものだが、物質の元素ともいうべき気が各人に不平等にやどっているために、理が完全に実現するのをさまたげるという。しかし、理と気との二元論をこのまない益軒は、もっとかんたんにかんがえる。

生命をなりたたせている理は、益軒においては元気とおなじものである。生物は宇宙からあたえられた元気によって健康であるべきなのが、病気になるのは、外部の原因である外邪とからだの内部の原因である内欲のせいである。病気になるまいとすれば、風、寒、暑、湿の外邪のほかに、内部にある欲をおさえる禁欲が必要である。

益軒が抑制すべき対象とした欲は、食欲、色欲、嗜眠欲、発言欲のほかに、喜・怒・憂・思・悲・恐・驚の七情であった(九ページ)。

この益軒の病理学は現代の病理学からみれば形態学をまったく無視している点で信じる気になれないけれども、禁欲をすすめる彼の結論は、いまの老人の衛生学に合致する。『養生訓』が二世紀半を通じてロング・セラーでありえたのは、老人たちの体験によってたしかめられたからであろう。

いまひとつは、著者益軒の八十歳をこえておとろえをみせない精神の偉容が、読者を圧倒したのだろう。世界観と学問と実践とが寸分のすきもなく組みあわされている『養生訓』は、読むものに大きな信頼感をよびおこしたにちがいない。

『養生訓』にある個々の医学的な知識は、今日の水準からみればつたないものもあるだろう、しかし、それは晩年のなかに幸福をとらえて動じない精神の姿を、いささかもゆるがすものでない。精神の安定は、各時代の科学の知識とは無関係に達せられるということだろう。

みずからの死期をさとって棺の注文も自分ですませ、友人である僧に、

「私は儒者だから君の厄介にはならないよ」

といい、従容として死につくだけの安定した死生観を、今日何人の人がもつことができるだろうか。

近代の学問を身につけ、最新の科学を知っている人が、自分の死期をまったく病院の医者にゆだね、家族から隔離され、酸素テントのなかにくるしい呼吸をつづけ、腕は固定されて点滴をうけ、気管支は切開され、腹腔には灌流のゴム管を挿入され、ひきのばされる瀕死にくるしみながら絶命せねばならぬのは、むしろ無残ではないか。

老益軒における精神の安定は何に由来したのであろうか。

黒田藩のお抱えの学者として七十歳までつとめ、七十歳から八十歳までに二十巻をこす著書をかき、功なり名とげた健康な老人という彼の社会的地位だけが、彼の精神の安

定をもたらしたとするのは、俗に堕した見方であろう。

精神の安定は、彼が老人の生き方として、みずからもとめ、みずからの禁欲でつくりだした営為のひとつであった。

彼にとって精神は肉体の支配者であった（一六ページ）。支配者は自信にみち、沈着でなければならぬ。彼の精神は天地の営みと調和しているという自信にあふれていた。欲望を制圧することによって、彼の精神には天地からうけた存在の原理を、そのままの姿で実現しているという誇りがあった。その自信と誇りとによって彼の精神はおちついて、彼の肉体を操作しえたのである。

からだのことはすべて医者にまかせ、医者が病気を操作するためにつくりだす状況のなかに、まったく受動的にまきこまれ、精神の自立性を失ってしまっている現代の人間にくらべて、儒者益軒はなんと毅然としていたことか。

益軒は精神の安定を大切にした。そのためには精神の自立性をさまたげるような雑事を意識して遠ざけた（二一三ページ）。精神が支配者であるからには、老年のたのしみは精神のたのしみでなくてはならぬ。それはみずからすすんでつくるたのしみであって、他からあたえられるものではない（二二一ページ）。

そういう場合、日本列島の自然のなかに生きるということが、どんなに特権的なことであったか。『楽訓』中巻は、老人の精神と日本の自然との交歓のよろこびの記録といえる。

天をかざる文様は日月のかがやきであり、風雨のうるおいであり、霜雪のきよらかさであり、雲烟のたなびきである。大地を美しくするものは、山のそばだちであり、川の流れであり、入江のたたずまいであり、海のうねりである。大気につたわる調べは、鳥のさえずりであり、虫のすだきであり、木々の葉ずれである。

この天地を春夏秋冬は、さまざまの草木、とりどりの花で彩色し香料をふりまく。自然は日本人の住むところすべてにあった。日本人にとって自然は征服の対象でなく、安住の場であった。

雑事から解放された老年は自然との蜜月の季節であった。

それがいまはどうだろう。都市の住居は、鉄とコンクリートの谷間に埋没してしまった。自然は遠い観光地にわずかに造成されている。そこにいくことのできるのは、車を運転する壮年であり、座席券の売り出しに前夜からならぶことのできる青年である。老人はもはや自然からもっとも遠い存在になってしまった。

いま老人はかつて彼らが信じ、彼らがそのためにはたらいてきた進歩によって裏切られているのだ。

空を飛ぶ夢は実現されたが、大気の汚染はきわまるところがない。そしてぜんそくと気管支炎と肺気腫でもっともいためつけられるのは老人である。

　座して地球のむこう側の事件をなま放映でみることができるようになった。だがPCBと水銀とが海に流れ、沿海の魚は安んじてたべられない。歯のよくない老人には魚ほど好適のタンパクはないのに。

　封建的家族制から女と若年者は解放されて自由になった。解放された人たちは、その自由をみずからのためにたのしんで、老人をかえりみない。

　私たちはどこかであやまっていたにちがいない。それはどこであったろうか。

　私たちは解決の困難な問題にぶつかったとき、解決を未来に託した。そしてその未来は地球資源の開発にどこかでつながっていた。そこには地表資源の無限性の信頼があった。しかし、地表資源は案外に底のあさいものだった。

　かぎられた地球のなかで、生態学的な平衡をたもちながら生きていくためには、欲望の無限の肯定では、やっていけないことがわかってきた。こうなると、鎖国の状態のなかで一国平和主義を三百年もたもってきた私たちの祖先の生き方も、考慮のなかにいれなければならない。

　かぎられた地球のなかで、生態学的な平衡をたもって生きていくためには、生物の主人である人間のつよい主体性が要求される。地球の主人としての責任が、必要ということである。なんらかの意味における禁欲が必要であることはいうまでもない。欲望全肯定の現在の変革である。

この変革にあたって、欲望の無限の刺戟と開発を、まったく自分以外の企業にまかせてきた現代人の精神は、惰性から、ひとつの危険をはらんでいる。それは禁欲を、禁欲を志向する支配者にゆだねてしまって、外からの力で禁欲をおこなうことである。べつのことばでいえば、浪費を統制できるような強大な独裁者に期待する危険である。

この危険からのがれるためには、もちろん人権の意識もつよめねばならぬだろうが、禁欲をひとりひとりの個人のなかでおこなうことが必要である。

「心はからだの主人である」（一六ページ）という益軒の主体性を私たちは、もう一度かんがえてみなければならない時だ。欲望をふくめて、自分のからだのことは、自分がきめるという自己決定権の復権である。

『養生訓』は自分の健康についての自己決定権の見事な手本である。

人間は一生のあいだに、なんどかからだの調子のわるくなることがある。最後は命とりの病気にかかるわけだが、それまでの病気のおおくは自然になおるものである。ことに内科的な疾患の場合にはそうである。薬らしい薬のなかった時代に、私たちの祖先は病気の自然の経過を体験するしかなかった。

「薬をのまないで自然になおる病気が多い」（二八五ページ）

ということをおおくの人が体験した。江戸時代でなくても、戦前までは医療は私費でかからねばならなかったから、医者にかからずに病気のなおった体験をもつ人は、今日よりおおかった。

これくらいのかぜは暖かくして寝ていればなおるといって、あえて医者にかからなかった人は少なくなかった。しかし、今はそういう人は非常に少ない。病気で仕事を休むためには医者の診断書がいるということも、医者にかからせる理由であるだろう。

しかし、健康保険で医療が無料である場合、保険料をふだん天引きされている人は、医者にかからないと損であるという感じをもつのは当然だ。

さらに、病気は医者の検診ではじめてわかるという思想がひろまった。自覚症のない肺結核が集団検診でみつかること、定期検診で高血圧や糖尿のみつかることなどが、医者の「権威」をたかめるのに役立ったにちがいない。

だが、今日ほとんどすべての人が、からだの調子がわるいと、一も二もなく医者をたずね、医者のいうままの治療をうけるようになったのは、以前の人間のように病気が自然になおる経過を体験することがなくなったからである。

医者が自然治癒をゆるさなくなったのである。医者をたずねてきたどんな病人にも、医者は治療をする。

「これは何もしないで寝ていればなおりますよ」

という医者は、まずいない。そんなことをいっていたら医業がなりたたないからである。病気がかぜでウイルスが原因であることがわかっていても、ウイルスにきく薬はないと知っていても、医者は肺炎の予防といって抗生剤をあたえるだろう。熱があれば解熱薬を注射するだろう。

抗生剤は、ある種の体質の人には骨髄への害があるにしても、かぜの経過には無関係だろう。解熱薬は多少、熱の様子をかえるだろう。だが、三日ほどしないと、完全にもとの調子にもどらないというかぜの自然の経過は「治療」によってかわるものでない。ところが病人の主観では、治療をうけたからこそ、かぜは三日でなおったということになる。

「肺炎にならなくてよかったですね」

などと医者にいわれると、抗生剤を適当なときにあたえてくれた医者の技術に感謝したくさえなるだろう。

だが、そういう「治療」によって病人は、その後なんどもかかるかもしれぬかぜの自然になおる感じを妨害されたのである。へんに熱をさげなければ、熱の経過によって病気がなおっていくのを感じることができたのに、その機会を解熱薬でうばわれてしまったのである。

特別に衰弱している高齢者でもなければ、かぜから肺炎を併発することがなくなっている現在、かぜに抗生剤の必要がないことは、医者のあいだでは常識である。しかし、病人は自然にかぜのなおることを知らないので、かぜをひいたときは、抗生剤を請求するようになる。

病気は自然になおるのだという体験をもたない人は、病気になったら医者にかからなければならないという気持になり、さらに治療は一切医者にまかせるべきだと思うようになる。自己決定権はまったくわすれられてしまう。

病気になったら医者の人間を信じて、一切を医者にまかせるというのは、医者が人間として信じるにたりる場合は、それでいい。

だが、医者が自分の人間としての立場だけでうごけなくなっている場合には、一切を医者にまかせることは、かならずしも安全でない。

かぜには抗生剤は無効であることを知っている医者が、かぜの病人にあえて抗生剤をあたえるのは、医者が人間としての立場だけからうごいていないためである。もちろん、自分の医者としての技術に自信がなく、肺炎の初期をみのがしているといけないと思って、なんでもかんでも抗生剤をあたえる医者もあるかもしれない。しかし大部分の医者が、かぜの病人に抗生剤をあたえるのは、ただ安静だけを命じるよりも点数がおおくなるからであろう。医者は医者として営業するかぎり、一定以上の収益をあげなければならない。そのために、ひとりの人間としての立場でなく、営業者の立場でうごかねばならない。

あたらしく病院をたて、手術室を完備した外科医が、虫垂炎の疑いのあるものは、疑いをはらすまえに、とにかく全部切除するということになるとしたら、それは営業者の立場であって人間の立場ではない。

医業が巨大化して、近代産業のひとつに成長してしまった現在、病人は医者の人間を信じても、営業者としての医者によって裏切られることがでてきた。不必要な治療から自分をまもるために、自己決定権は必要になってきた。

不必要な治療は、医者の悪意といったものでなく、産業と化した医療の公害とかんがえるべきものだろう。産業による地表の汚染にたいするとおなじく、消費者の立場にある病人は、十分の主体性をもって、自衛のために立ちむかわねばならない。

営業者としての医者の特徴は、内容をあきらかにしない治療を消費者である病人に押し売りするところにある。これにたいする病人の自己決定権は、自分にくわえられる治療の内容の説明をもとめるところからはじまらねばならない。

自分のからだにたいして、自分が主人であるという益軒にとって治療の内容についての理解は、なくてはならぬものであった。益軒だけでなく中国の古代の賢者にとっても治療は、なっとくなしにうけるべきものではなかった。

『論語』の「郷党篇」で孔子が康子から薬をもらった話がでてくる。孔子は拝して薬をうけとってからいった。

「丘いまださとらず、あえて嘗めず」

自分には効き目がわからないからのまないというのである。

益軒は薬が、不自然な人為であることをよく知っていた。どの薬も「気」をかたよらせるものであるから、できればつかわないほうがよい。つかうとしても、それは必要悪である（一六ページ）。薬は恐ろしいものだから、医者でなくても、養生のためには、薬のことを知っているほうがよい（一六七ページ）。

益軒は宋の大儒、程伊川が、

「親につかうる者も亦、医を知らずんばあるべからず」

といったのに同意している（一六一ページ）。

益軒自身は医療にたずさわったことはなかったが、当時の名医香月牛山に医学をおしえるほど、医書はよんでいた。けれども、益軒が医を知るようにいっぱんの人にのぞんだのは、自分ほどに医書をよめといったのではない。

なるほど医術の大意を知っていれば医者の良し悪しはわかるとはいっているが（一六一ページ）、益軒の本意は医者の人間を見わけよということにある。「択医」の項にかいてあることは、人間としてりっぱな医者がよい医者であるということだ。

人を救うことを志とし、病家の貴賤、貧富のへだてなく治療し、招いたら早くきてくれるような医者がよい医者で、自分の利益だけを志し、人を救う志のない医者はよくない医者であるという。

自分にくわえられる治療をえらぶひとつの方法として、治療する人間をえらぶことをすすめているわけだ。

「自分で医薬を使うよりも、良医を選んで任すべきである」（一六七ページ）

医者の人間を見わけることは、過去において、中流以上の人は眼力さえあれば不可能ではなかった。以前は医者は、病人と世間話をするだけの余裕をもっていた。往診にきた医者が、長座してはなしこんでいくことはまれでなかった。病人が医者を見わけると同時に、医者も病人の生活の様子をよくみることができた。医者と病人との人間としての相互理解にもとづいて、病人の生活に適した治療がえらばれたから、病人もなっとくできた。

老年にあたるものは、病気がなくなることよりも、静かな晩年がつづけられることのほうが大切である場合がおおい。この人にとって何が静かな晩年であるかは、その人間の生活を知っていないと見当がつかない。

不幸なことに、現在は医者がいそがしすぎる。一人の病人を診察室で三分以上みていたら、午前中に五十人の病人をさばききれない。診察がおわるかおわらないかに、看護婦がつぎの病人を呼びこむのでは、病人はおちついていられない。病名をきくだけがやっとである。何の目的で、どういう薬をつかうのか、その薬にはどんな副作用がありうるのか、この薬をのむ以外に別の治療法がないのか、全然薬をのまないでもなおることがあるのか、いますぐ治療をしないでもかまわないのでないかというようなことを、病人としては、ききたい。だが、そういう時間は全然ない。別の看護婦から治療室によびだされて注射される。何という名の薬かとたずねることもゆるされないような雰囲気だ。そして帰りに、何種類ものセロファンの袋に密閉された色とりどりの錠剤をわたされる。薬の名前の部分はとりさられているから、どの薬が何にきくのかもわからない。

三分の接触では、医者の人間を見わけるすべがない。わかるのは、その医者が建てている診療所や病院の建物の大きさと内装だ。これだけりっぱな建物を建てられるのは、医者がはやっているからだろう、はやるのは医者としての評判がわるくないからだろう、評判がわるくないのは、技術がわるくないのだろう。病人は医者をえらぶのに、旅館をえらぶのとおなじにしなければならない。

実際に私たちは今日、医者の人間を見わけることはできなくなっている。どうしてこういうことがおこったか。医療の制度が、医者に多数の病人をみることで利益をえさせていることもあろう。医者がそのように病人を飼育していることもあろう。だが、病人なくして医療はありえないのだから、かんたんに医者の「患者」になってしまういっぱんの人間のほうにも責任がある。

異常があったら、いちもにもなく医者にかけつけることをやめたら、医者はこれほどいそがしくなるはずはない。自分は自分のからだの主人であるという自信をいっぱんの人間がなくしてしまったことにその原因があるといわなければならない。

不必要な治療、無効な治療をうけにいくことで医者をいそがしくしているのをやめなければならない。それには、医者にかからないでもなおるものは、医者の手をわずらわさぬようにすることが必要だ。

いまひとつは医者に治療の内容をもっと説明してもらって、無効な治療をはやくやめることだ。そのためには、医者に治療の内容の説明をもとめることを、ひとりひとりの病人があえてしなければならない。

医者が病人に治療の内容を説明しないことが、日本では風習になっている。この風習は、江戸時代の医者の職業観に明治以降の医学教育がかさなってできたものである。

江戸時代に医者は、社会福祉を個人で担当していた。富裕なものから過分にえた報酬で、貧困者の低い報酬をカバーするのが医者の日常であった。益軒に教育され、益軒から信用されていた香月牛山は、医者の職業的な心得をかいた『習医先入』のなかでいっている。

「医たらん者、かならず利欲にふけり、卑劣の志を発することなかれ。ただ仁術にして施薬をこととするとおもうときは、おのずからその謝貲《しゃし》（報酬としてえる宝）来たり集まり富を重ぬるなり」

薬で治療することは、医者にとってはほどこしである。ほどこされるものの内容をたずねることは非礼である。医者は、それは何の薬ですかと病人からたずねられるときに不快を感じたにちがいない。こういう習慣的な医者の感情は、明治以来の医学教育でさらにつよめられた。

日本への西洋医学の移植は、大学病院の学用患者をけいこ台にしておこなわれた。大学の医者が病人にほどこす治療は、最新の学理にもとづくもので、知識のない病人に説明してもわからぬものであり、また病人も一切を医者にまかせた。医者にたいして従順な病人しかいない大学病院で明治以降の医者はそだてられた。

「国民皆保険」になって病人対医者の関係が対等の契約になったあとも、治療の内容を説明することなしに治療し、支払わせる風習はあらためられることなしに今日に至っている。自分の技術を不当にやすくおさえられている医者は、病人の腹のいたまぬ薬をあたえることに、施薬の感じをもつこともあろう。実際は薬代で技術料をカバーしているのではあるが。

医者をえらぶ手段のない今日、病人は治療の内容の説明をもとめる風習をみずからつくっていかなければならぬ。それに医者がどう対応するかで、医者の人間の一端を知ることができる。その風習が確立しないかぎり、病人は自分のからだの主人となることはできない。

心ある医者は、病人に不必要な治療をすることで経営がたもたれるようになっている現在の制度には反対している。もっと病人の数がへり、医者としての技術が十分にむくわれ、病人とゆっくり対応でき、病人の生活をよく理解し、治療をもっと個別化することを願っている。そうなれば、治療の内容を説明することが、病人と医者とのむすびつきをつよくすることになるだろう。

益軒のいう医者をえらぶ精神が現在の人間にかけているのは、自分の健康の問題を、まったく医者の技術にまかせて、自分の生き方の問題であると思わないところからきている。その意味で『養生訓』は風化していない。

老年にある人の健康法としても『養生訓』のおおくの部分は、今日も役立つ。なによりも精神の平静をたもつことに心がけること、毎日毎日にたのしみをみつけて生きること、日常の起居に激動をさけながらも、からだを動かすようにつとめること、大食しないこと、食事を淡白にすること、あつい湯にはいらぬこと、少量の酒をたしなむこと、病気になってもいきなり薬をのまないことなどは、おおくの高齢者にあてはまる。

もちろん、『養生訓』は益軒自身の体験にもとづいてかかれた部分もあると思われるから、すべてがどの老年の人にもあてはまるものではない。八十三歳になって、夜に細字をかいたり読んだりし、歯も一本もぬけていない（一三七ページ）人物と、読書がおっくうになり、歯は総いれ歯という人とでは、同じようにいかないところがあるはずだ。

しかし、心はからだの主人であるという気構えは、今日のすべての老年の人がもつべきものだ。世俗から解放された晩年こそ自分の生活を自分の思うとおりにいとなむことのできるときである。人生のフィナーレは自分のソロでかざるべきである。けいこ中のわかい医者や人手不足で追いまくられている看護婦たちの「多忙な業務」の翻弄にゆだねるべきではない。晩年は自分のためにあるので、病院の増築の利息をはらうためにあるのでない。

『養生訓』は、ただ長命を願うためにではなく、私たちの祖先がおくった毅然とした晩年の姿を知るためによむべきである。

松田道雄

巻末エッセイ

自愛の作法

玄侑宗久

私は以前、『養生訓』を中心にさまざまな養生法について考える本を書いた（『養生事始』清流出版、二〇一二年）。きっと今回はそれゆえの依頼だろうから、その本にまつわる話から始めたいと思う。

サブタイトルは「自愛の手引書」としたのだが、現代人は本当に自愛の仕方を知らないと思う。「自愛」はもはや、手紙の末尾に書くだけの死語なのではないかとさえ思う。主に『養生訓』における自愛について、あらためて考えてみたい。

まずなぜ養生するのか、というと、益軒先生の場合はじつにはっきりしている。我々の身体は「天地のみたまもの（御賜物）、父母の残せる身なれば、つつしんでよく養ひて、そこなひやぶらず、天年を長くたもつべし」。つまり、養生することはそのまま「孝」であり、人の倫《みち》にも通じる。先生の自信満々の口調の背景にはまずそのことがあると知るべきだろう。

むろん、八十三歳で歯が一本も欠けておらず、視力の衰えもないというのだから、自信はあるだろう。しかしそれは、天を畏れ、我が身を慎みつづけた努力への自信である。だからこそ、先生は自信をもって我々にも禁欲と努力を勧めるのである。長風呂はせず、酒も微酔にとどめ、しかも「冬温なることを極めず、夏涼き事をきはめず」（『千金方』）、およそ神経質なほどすべてに禁欲的なのである。そういえば見ることも用がなければ眼を閉じよと言うし、聞くことについても長く聞くなと仰っている。我が身はみたまものだから、借りものはなるべく傷つけずに返そうという感覚なのかもしれない。

それにしても、房事についての禁止事項には天を畏れる感覚が横溢していて驚く。日蝕・月蝕・雷・大風・大雨でもダメだし、大暑・大寒・虹や地震でもいけない。場所についても許されない所が列挙され、模範的な周期も示されるが、それ以前に房事が可能でしかも厳格に制約を課すべき状況を若い頃はひたすら羨んだものだった。「接して洩らさず」に到っては、贅沢以外の何物でもないだろう、と。

いま思うと、初めてこの本に出逢った若い頃には、あまりのストイックさに従《つ》いていけないという印象だった気がする。

当時の私は、高校時代にさまざまな呼吸法に親しみはしたものの、二十代前半にすっかり身体を放置し、精神に異様な軋みさえ感じていた。たまたま知り合った友達から導引を習い、ようやく身体の硬さを自覚してからは、京都までヨガを習いに行き、自分なりの自愛の仕方も考え始めた。しかしその時点ではまだこの本に出逢えず、私は臨済宗の修行道場に行ったのである。

あれはいったい何だったのだろう、というのが道場生活の正直な印象である。傍目にはとても自愛とは思えないだろうが、甘やかしていた身体が一気に嵐の中に放り込まれ、攪拌され、心さえ保てば身体はなんとか従いてきてくれるものだと知った。いわば身体の底力とでも言うべきか、自愛とはけっして甘やかすことではないのだと、その底力を感じつつ思ったものだった。益軒先生も「身は心のやっこなり。うごかして労せしむべし」と宣《のたま》うが、全くそのとおりだと思ったのである。

しかし私はおそらくそこで、限界を試すような傲岸な所行まで自愛と思い込んでしまったのではないだろうか。

禅僧にとっては、呼吸法や瞑想、坐禅などが何よりの養生になる。そうした思いで接した『養生訓』はあまりにも細かいことに神経質だし、臆病にさえ思えた。確かに益軒先生は、道場での短い睡眠時間を肯定してくださってはいる。「ねぶりをすくなくすれば、無病になるは、元気めぐりやすきが故也」。私はこの言葉に膝を打ったものだが、要は道場での荒療治で俄かに元気になった私が、『養生訓』のあまりの細かさに距離を置くようになっていったのである。

しかし諸行無常と言うべきか、四十代、五十代、六十代と同書を読み返すうちに、私は益軒先生の畏れや慎みに深く感じ入るようになっていった。だいたい生きていくうえで不可欠な、歩き方、坐り方、眠り方から食事や房事まで、これほど網羅的にうるさく説いてくださるご隠居が他にいるだろうか。

なかには迷信だろうと思えたり、今では医学的におかしいという部分もないではない。しかしこれほど口酸っぱく禁欲と努力を迫るのは、ひとえに身体という自然への畏怖からであり、それは今、我々が最も取り戻すべき心持ちなのではないだろうか。

令和元年十月、台風十九号が大変な爪痕と死者負傷者を残して東日本を走り去った。私はこのとき被害甚大だった福島県にいて、つくづく我々の自然観そのものがおかしくなっていたことを自覚した。

明治以降、オランダから学んだ治水法は、とにかく水を川に封じ込め、「連続堤防」によって海まで運び出してしまう完全制御型だった。ゆったり流れるヨーロッパの川にはそれで好かったのだろう。

しかし時に滝のように暴れる日本の川には、江戸時代までは「流域治水」という考え方が採用されていた。武田信玄の信玄堤のように、ある水位を超えた水は堤防に入った切れ目から外に逃がし、いわば小さく負け続けることで大敗を避けるのである。切れ目の外には湿地帯や水田、あるいは遊水池が作ってあり、大量の水は流域全体で受けとめる。そこには自然がけっして勝てない相手だという諦念があり、畏怖しながらそれでも恵みを頂く相手とつきあう智慧が感じられる。

ああ、益軒先生の態度もきっとこれなのだと、私は氾濫する川の映像を眺めながら思った。そして自分も、いつのまにか西洋的な自然観、つまりコントロール欲求に染まりつつあったことを恥じたのである。

最近の長寿願望にはどうも欲望めいたものを感じる。飲食や睡眠などの快楽は充分に享受しつつ、サプリや薬で調整しようとする。むろん医学の進歩は無視できないが、各人が身体という自然に向き合う覚悟はどんどん減衰しているのではないだろうか。

自然は不自然も含みながら常に我々の想定を超えてくる。制御できると考える人々の科学や医学のさまざまな成果には素直に感謝したいが、結局のところ、死も含めた身体の自然は最終的には制御しきれないのである。

養生とは、脅威でありながら恵みを下さる相手との、畏れ多き道行きなのではないだろうか。

ならば自愛とは、自信をもって臆病に振る舞うことなのかもしれない。今後もどう変わるか分からないが、今六十三歳の私はそう思うのである。

最後に一つだけ、敬愛する益軒先生だが持ち上げすぎた気もするので苦言を呈しておきたい。導引をとても好まれ、足裏マッサージや腎臓マッサージなども毎晩されていたようだが、召使い・児童・童子などに教えてさせるというのは、そりゃあ、ズルイですよ。

自らも自愛しながら他からも養生してもらえる、昔のご隠居が本当に羨ましい。

（げんゆう・そうきゅう／僧侶、作家）

編集付記

一、本書は中公文庫『養生訓』（一九七七年五月刊）の改版である。

一、改版にあたり、同文庫（二二刷　二〇一七年一月刊）を底本とし、中公クラシックス版『養生訓ほか』を参照した。旧版の巻末にあった補注は各項末に移し、新たに巻末エッセイを付した。

一、本文中、今日の人権意識に照らして不適切な語句や表現が見受けられるが、訳者が故人であること、執筆当時の時代背景と作品の文化的価値に鑑みて、そのままの表現とした。

中公文庫

養生訓《ようじょうくん》

1977年5月10日　初版発行
2020年1月25日　改版発行
2023年2月25日　改版3刷発行

著　者　貝《かい》原《ばら》　益《えき》軒《けん》
訳　者　松《まつ》田《だ》　道《みち》雄《お》
発行者　安部　順一
発行所　中央公論新社
〒100-8152　東京都千代田区大手町1-7-1
電話　販売 03-5299-1730　編集 03-5299-1890
URL https://www.chuko.co.jp/

DTP　平面惑星
印　刷　三晃印刷
製　本　小泉製本

Published by CHUOKORON-SHINSHA, INC.
Printed in Japan　ISBN978-4-12-206818-6 C1147

定価はカバーに表示してあります。落丁本・乱丁本はお手数ですが小社販売部宛お送り下さい。送料小社負担にてお取り替えいたします。

各書目の下段の数字はＩＳＢＮコードです。978－4－12が省略してあります。

中公文庫既刊より

う-9-6
一病息災　内田百閒
持病の発作に恐々としつつも医者の目を盗み麦酒をがぶがぶ……。ご存知百閒先生が、己の病、身体、健康について飄々と綴った随筆を集成したアンソロジー。
204220-9

お-25-2
老子　小川環樹 訳注
『老子』五千余言は古代自由思想の巨星である。訳者の優れた日本語訳は、われわれ現代人に壮大な想像力と魂の安らぎを与えずにはおかないであろう。
202814-2

か-3-2
論語　貝塚茂樹 訳注
新解釈を交えつつ、新注・古注に照らして懇切な解説を付した完訳版。情味豊かな訳文や解説から、人間・孔子が見えてくる。〈巻末エッセイ〉倉橋由美子
206848-3

か-88-1
亡き妻と歩いた四国巡礼日記 七十六歳の結願　垣添忠生
がんで喪った妻の慰霊のため歩き始めた遍路道。猛暑と病、そして体力の衰えと戦いつつ、三年かけて結願を果たした、国立がんセンター名誉総長の巡礼日記。
206692-2

か-89-1
老いへの不安 歳を取りそこねる人たち　春日武彦
よく老いることは、むずかしい。老人たちの不安に向き合ってきた精神科医が、老いゆく人の心に迫る。哀しくもおかしな老いの見本帳。〈解説〉宮沢章夫
206744-8

き-3-3
ものぐさ精神分析　岸田秀
人間は本能のこわれた動物――。人間存在の幻想性に鋭く迫り、性から歴史まで文化の諸相を縦横に論じる注目の岸田心理学の精髄。〈解説〉伊丹十三
202518-9

き-3-4
続 ものぐさ精神分析　岸田秀
人間の精神の仕組を「性的唯幻論」という独自の視点からとらえ、具体的な生の諸相を鮮やかに論じる岸田心理学の実践的応用篇。〈解説〉日高敏隆
202519-6

し-20-9
孔子伝
白川静
今も世界中で生き続ける「論語」を残した哲人、孔子。挫折と漂泊のその生涯を、史実と後世の恣意的粉飾とを峻別し、愛情あふれる筆致で描く。
204160-8

ね-3-2
認知の母にキッスされ
ねじめ正一
認知症の母親を毎日、介護する息子。生きることのおかしみとユーモアが全編に溢れる、今までにない〝介護小説〟。「母の死」を文庫書き下ろしで収録。
206494-2

ふ-2-8
言わなければよかったのに日記
深沢七郎
小説「楢山節考」でデビューした著者が、武田泰淳、正宗白鳥ら畏敬する作家との交流を綴る文壇日記。巻末に武田百合子との対談を付す。〈解説〉尾辻克彦
206443-0

ふ-2-9
書かなければよかったのに日記
深沢七郎
ロングセラー『言わなければよかったのに日記』の姉妹編（『流浪の手記』改題）。飄々とした独特の味わいとユーモアがにじむエッセイ集。〈解説〉戌井昭人
206674-8

ま-45-1
小児がん外科医　君たちが教えてくれたこと
松永正訓
助からないことのほうが多い「小児固形がん」。闘病する子供たちやその家族と向き合う中で、小児外科医は何を見たか？　渾身の治療と輝く命の記録。
205894-1

や-39-1
認められぬ病　現代医療への根源的問い
柳澤桂子
長い闘病生活を通して、現代医療の危険な体質を根源的に問い、患者心理を率直に語りながら苦悩に耐えて生きる道を示した感動の書。〈解説〉柳田邦男
203067-1

や-47-1
がん患者学Ⅰ　長期生存患者たちに学ぶ
柳原和子
現代医療の予測を遥かに超えて長期生存を遂げた患者たち。彼らはどのようにがんと闘ってきたのか？　自らががん患者である著者による魂の記録。〈解説〉岸本葉子
204343-5

や-47-2
がん患者学Ⅱ　専門家との対話・闘病の記録
柳原和子
自らががん患者である著者が、現代がん医療のあるべき姿を求めて多くの患者と医療関係者を訪ね、ともに思考した魂のノンフィクション、第二弾！〈解説〉後藤正治
204350-3

各書目の下段の数字はＩＳＢＮコードです。978－4－12が省略してあります。

や-56-4　悪と往生　親鸞を裏切る『歎異抄』　山折哲雄

親鸞の教えと『歎異抄』の間には絶対的な距離がある。この距離の意味を考えない限り、「悪人」の救済という課題は解けない。著者の親鸞理解の到達点。

206383-9

よ-13-2　お医者さん・患者さん　吉村　昭

患者にとっての良い医者、医者からみた良い患者とは？ 20歳からの大病の体験を冷厳にまたおかしく描き、医者と患者の良い関係を考える好エッセイ。

201224-0

よ-15-10　親鸞の言葉　吉本隆明

名著『最後の親鸞』の著者による現代語訳で知る親鸞思想の核心。鮎川信夫、佐藤正英、中沢新一との対談を収録。文庫オリジナル。〈巻末エッセイ〉梅原　猛

206683-0

よ-33-6　養老孟司の幸福論　まち、ときどき森　養老孟司

まちに集中する人ともの。このままで本当に良いのだろうか……？ 現代人に警鐘をならし、ユニークな視点でほんとうの豊かさを考え直す、養老流の幸福論。

206140-8

キ-5-6　死ぬ瞬間　死とその過程について　キューブラー・ロス　鈴木　晶訳

死とは、長い過程であって特定の瞬間ではない。二百人におよぶ末期患者への直接面接取材で、〝死に至る〟人間の心の動きを研究した画期的ロングセラー。

206828-5

キ-5-7　「死ぬ瞬間」と死後の生　キューブラー・ロス　鈴木　晶訳

大ベストセラーとなった『死ぬ瞬間』の著者が語る、少女時代、医学生時代。どうして著者が死を迎える患者たちの話を聞くに至ったか等、白熱の講演を再現。

206864-3

キ-5-3　死、それは成長の最終段階　続 死ぬ瞬間　キューブラー・ロス　鈴木　晶訳

無為な人生を送ってしまう原因の一つは死の否認である。明日があると思ってやるべきことを先延ばしにする人間は成長しない。好評「死ぬ瞬間」続編。

203933-9

キ-5-4　「死ぬ瞬間」をめぐる質疑応答　キューブラー・ロス　鈴木　晶訳

死を告知された患者と、介護する家族の心構えを、簡潔な質疑応答のかたちでまとめた必読の書。「どうして私が」という当惑と悲しみをいかに克服するのか。

204594-1